U0252882

一日学舌诊

熊旻利 著

四川科学技术出版社

图书在版编目（CIP）数据

一日学舌诊/熊旻利著.—成都：四川科学技术
出版社，2018.2
ISBN 978-7-5364-8955-4

Ⅰ.①一… Ⅱ.①熊… Ⅲ.①舌诊 Ⅳ.①R241.25

中国版本图书馆CIP数据核字（2018）第034939号

一日学舌诊
YIRI XUE SHEZHEN
熊旻利 著

出 品 人	钱丹凝
责任编辑	程蓉伟
封面设计	黎花莉
版式设计	九章文化
责任印制	欧晓春
出版发行	四川科学技术出版社
	（成都市槐树街2号）
成品尺寸	152mm×228mm
印　　张	9.5
字　　数	109千
制　　作	九章文化
印　　刷	北京彩虹伟业印刷有限公司
版　　次	2018年5月第1版
印　　次	2018年5月第1次印刷
书　　号	ISBN 978-7-5364-8955-4
定　　价	38.00元

谨以此书，献给金华佗微课堂的朋友们，以及真正能学进去并将舌诊切实用于临床的读者。不妨把这本书当成开脑洞的娱乐书，也许会看得轻松愉悦。

——熊旻利

序言

舌象是中医望诊的一个重要内容。

舌居于口腔之中，表面没有皮肤与毛发的覆盖，可以视为身体内部组织的延续，所以能提供很多有用的信息。

大体而言，舌部望诊的重点，与面部和整体望诊是一样的，即神、色、形、态。

神，意指患者张嘴、舌头伸出的那一刻（包括动态过程）所呈现的形象与体态，以及在医者心里显现出的感受。一般可以分为"有力与虚弱""清洁与浑浊""稳定或颤抖"等，借此可以了知病人身心状态的定与散、清与浊、正与邪。

舌诊的主要内容，可以通过舌苔与舌体两部分来学习。

舌体可以视为人体深部的状态，从其"大小、软硬、润枯、丰瘪"，可以了知人体体质的虚实、厚薄、寒热；从其颜色的变化（常色、红赤、青紫、暗色、苍白、无华），可以推断出人体气血是否充盈，以及在邪正相争过程中人体反应力的强弱、发病层次的深浅和病势的进退出入情况。

舌苔与舌体，在望诊意义指向上的区别，可视为"标与本"的差异。舌苔犹如地表的草坪或青苔，有其正常的形态、颜色、厚薄度和分布均匀度，舌体就是承载这些草坪或青苔的土地。

于是我们就容易理解了，舌体提示的信息，更多是关于机体本来的状态，是相当长的一段时间里人体的基本状态；而舌苔更能反映近阶段人体气机运行和邪正反应的变化。这是"标与本"的不同，也代表着"表与里"的差别。

也就是说，临床诊治中，舌苔的厚与薄、洁与腻、致密与剥脱，以及种种颜色的变化，比起舌体的变化，在层次上可以视为"功能态水平"的变化，在发病时间上可视为更表面和"标"的变化。

以上，为望诊的基本格局。

在临床中，更要时时坚持"整体观念"，切勿拘泥于一个或者少数几个舌象的变化，而轻易给出诊断，这样的诊断往往是不够完整、不够细致的。所以必须"四诊合参",把局部的病症、反应和患者的叙述,纳入患者本人"形—气—神"的整体格局中来综合判断,方能形成有关人体的"神机与气机"、本气的"虚实与开阖",以及邪正斗争的"强与弱"、病势走向的"进与退"的总体认识。这个时候,清晰的舌象就能够起到再次"澄清"并强化诊断证据链的作用。

本书作者熊旻利医生,毕业于广州中医药大学,通过对舌诊长期、细致地观察与学习,博采众长,形成了自己独特的见解。

我与熊医生相识于黄山太平湖畔的平源堂整合医学中心,创办人薛史地夫教授和熊医生邀我为之作序,乃成上文。

祝愿同学同好深入学习,继承经典与前贤所得。

是为序。

李 辛

2017 年 3 月

前言

就学习的时间和经历上来说，舌诊并不是我最擅长的方向。我最擅长的是脉诊，脉诊经验对我理解舌诊有非常大的帮助。通过脉诊，我可以很清楚地了解病人的症候和体质，这样就可以跟舌头照片进行比对，所以我的舌诊医术提高很快。通过从 2016 年 1 月开始的一系列舌诊讲座，我逐渐总结和归纳出"八大舌诊要素""全息规律集合"以及"舌诊辨证思路"，并用一种欢快的方式传授给大家，获得很多朋友的支持。其后，我又陆续在各大微信群中，与中医爱好者、中医学生、临床工作者们分享我对舌诊的学习方法与诀窍。很多人希望我能将微信群中分享的和没有时间分享的内容都写成书，让他们在需要时翻看。

"思想未定型时，不出书。"一位中医前辈的话萦绕在我耳边，意思是"年轻的时候说出的话如果写成书，总有后悔自己之前言论的一天"。是的，对于平常凭借舌头诊断疾病，我是非常自信的，但是说起出书（弄不好就是误人子弟并且几十年后欲焚之而后快）真不敢大意妄为。虽然我相信将来在我对疾病病机掌握得更加深透的时候，在我脉诊更加成熟以后，舌诊上必然会有更大突破，但是这本书当中的每个知识点和每个论断，除了语音讲座中涉及的外，是经我反复推敲、添加润色之后形成的——我希望用开放式的舌诊理念，和读者们分享一个探索舌诊的"工具包"。

无论您之前是否学过舌诊理论或者经过怎样的临床训练，我希望您先把自己思想的"杯子"空下来，暂时把我讲的东西装进去，对或不对、好或不好，可以自己判断。无论是我开讲的舌诊小课堂，还是金华佗开设的微信课程，就像"指着月亮的手指"——我只是用一些方法论、一些实践经验，帮大家指向人体实相、人体疾病发生的"真相"。我所指的这个方向，其实就是一个工具，所以不要执着于方法，等熟悉了整个舌诊的辨证过程，以后看舌头的时候，就会了然于胸，不执着于任何的方法。

舌诊是中医四诊之中最容易客观化和最方便记录入档的，也是知识点分散面广、比较枯燥乏味的。本书大致分成五部分："舌诊概论及入门"里面包含舌头相片的获取与对比、舌诊的意义等内容；"舌诊小公式"里面详细分析了舌诊八要素的具体内涵；"全息舌诊总论"当中详细剖析几种全息理论在舌象上的运用方法；"舌诊综合分析法"除了有"ABCD四步辨舌法"之外，还有舌诊适合的辨证体系；"临床舌脉对照"将列举临床舌诊和脉诊都有记录的病案进行分析，在综合运用中让大家熟悉以上的内容。我更希望这本书成为"指月之手"（指向真相的手指），成为读者中医辨证思路成熟路上的助力，那我就心满意足矣。

在此，要感谢郭志辰老师、李辛老师等为这个理论系统架构提供灵感的人，我只是知识的消化者和搬运工。本书的写作宗旨，是"不说废话、尽量用图、语言通俗化、简单易学"。虽然大纲内容和微信讲座相同，但在书中我加入了更多的解释，有助于大家更容易理解舌诊背后的辨证意义。尤其是最后一章加入了很多实战分析，这对回溯前文之述有非常大的帮助。如果担心我所讲有谬，可以从这一章开始看，如果认同再开始看前面的内容。当然，本书中肯定渗透了本人的宇宙观、空间观、世界观，必然会与很多人的不一样，也请大家给我"存异"的空间。

感谢钱娅医生（来自比利时）、朱靓贤医生（来自上海中医药大学方剂学教研室）二位同道仔细地阅读和校对书稿，也特别感谢张岚姐姐以中医爱好者的角度进行校稿查疑。她们三位非常认真地阅读、校对，并提出了非常宝贵的建议，使修正后的文稿更加通顺、自然，让本书普适中医学子、临床医生以及中医爱好者们阅读。

有人问我为何不在书里加上具体的治疗疾病的方法，相信有很多人也有同样的疑问。就像"修电脑"对于电脑新手来说是非常复杂的一样，"中医诊治"对于中医爱好者们来说也是很复杂的事情，甚至更棘手。然而如电脑新手需要的《电脑手册》（简单介绍电脑主机内部的结构，指明"哪里是主板？""哪里是硬盘？""插拔口在哪里？"）一样，本书给读者有关舌诊（掌握中医诊治最简单的切入口）简单明了的知识架构，让您在学习的过程中逐渐理解人体运行机理、疾病产生机理和判断方法。至于治疗疾病的具体方法，还请读者朋友们参阅其他权威书籍。

所谓"一日学舌诊"，并不是说舌诊技术是一日即得的轻易活，而是指本书的内容轻松，其中的内容，是舌诊基础加全息整体分析。阅读这本书，可以选择某日闲时泡杯香茶坐下来，很轻松地读完。在临床使用过程中如果遇到任何问题，再使用一日的时间重新阅读，相信你会获得不一样的体悟。

这本书中的插图，除了某些经典图示来自舌诊前辈们（书中将标明引用）之外，都是小熊自己电脑或者手工绘制，欢迎大家随时自由引用。另外，在理论、案例、图示各个方面有什么建议，欢迎大家和我联系。

感恩为我舌诊精进提供原动力的老师们，感恩成书路上的各种助缘。"千里之行，始于足下"，愿你从舌诊开始一步步踏上学习中医之路，我愿在这条路上陪你同行。

末学　小熊医生

写于黄山平源堂整合医学中心

2016 年 7 月

目录

第三章　**舌诊气机运行分析法**

第四章　**全息舌诊总论**

第五章 ABCD 四步辨舌法（找茬儿法）

第六章 舌诊和治疗系统的百搭

第七章 临床舌脉对照案例

原以为懂舌诊，结果发现什么都不知道。

真理永远在被忽略的角落偷笑。

——题记

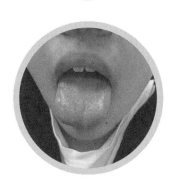

第一章

舌诊概论及入门

第一节 舌诊教育现状和方向

> 舌诊属于传统中医四诊之一"望诊"的一部分，在《中医诊断学》课程当中教授，课程时间为 4~8 学时。

我来回忆一下自己的学生时代，《中医诊断学》是我学习中医第一学年的第二门专业课，第一门是《中医基础理论》。那个时候的我，对于中医本身概念不清，对临床知识也一窍不通，这时候通过"4~8 学时"来全部学会舌诊是不现实的。

需要重视舌诊的"再教育"，原因有四个：

一、临床舌诊用得多

舌诊的准确度取决于医生的视觉和分析能力——相对于触觉（脉诊）来说，这两种能力是达到"最小差异化诊断结果"的关键。因此，舌诊也是最容易教学和确定临床研究的方向。

二、舌诊易被用来记录病情变化

高清拍照手机的普及，方便临床医生采集患者的舌头相片并保存于电脑当中，以进行治疗后的疗效评估。这较之于以前用文字记录舌象，是现代中医的优势；同时，通过对病情变化前后舌象的对比，可以强化临床医生对舌诊的认识。反过来，舌诊图像的改变会提示临床医生改进自己的治疗方式。

三、舌诊是传承辨证方法的关键

在学习舌诊的过程中，不要再传递"某舌象对应某病症（某病理产物）"这种观念，更重要的是明白两点：舌象是动态变化的，舌诊是贯穿辨证始终的。

四、舌头是重要的全息区

舌象能反映出全身状态和疾病位置，舌诊是所有全息区诊断法中最直观的。

目前市面上可以买到的舌诊书籍以及舌诊的微信教程，大致可以分成三类，通过它们学习舌诊的利弊在哪里呢？

　　第一大类是图谱类。大量的舌头彩图从临床积累而来，能够辅助我们直观地理解舌诊细节，如舌的大小、舌质颜色、舌苔厚薄等（这些也是我总结出来的舌诊小公式的"八要素"中的内容）。但缺陷是没有辨证思路的渗透，书籍最终是一个查阅源，而不能成为综合教程。利用舌头彩图书籍可以增进大家对"舌诊小公式"的感性理解。

　　第二大类是古籍和参考书类。《敖氏伤寒金镜录》由元代杜清碧撰于 1341 年，是我国现存较早的舌诊专著——全书叙述三十六舌（有附简图），每种病理舌均记载其所主症候，并介绍了这些症候的治法和方药，不仅能辨伤寒外感病的传变，对于杂症、内伤病的虚实，亦可从此类推。《伤寒舌鉴》一卷，由清代张登于 1668 年总结临床经验、改编归纳《观舌心法》（原书已轶）所得，其中包括白、黄、黑、灰、红、紫等多种舌象，并附妊娠、伤寒舌等近 120 幅舌象图。近代对舌象描述清晰的当属曹炳章 (1878~1956) 所著《彩图辨舌指南》，书中使用彩图标记总结了舌苔彩色图 119 幅，并附解释其辨证思路的文字。这些古籍都很不错，值得我们临床参考。《温病舌诊图谱》（第 2 版）是以全国现行统编教材《温病学》为蓝本收编的，有利于学生加深对"温病学"辨证的认识和理解，是难能可贵的医学参考书。上面的古籍将舌诊和疾病变化规律联系起来，能辅助我们加深对疾病机制的认识，缺点在于当中绘画的舌象和现实差距较大，但作为现代温病学舌诊参考书是很不错的，大家可以通过这本书理解温病病机及传变规律。

第三大类是当代医家类。郭志辰老师的"空间医学"思想贯穿于我的全书当中，故《郭氏舌诊与用药》是很重要的参考书之一。微信当中看见过李辛老师医学的文章，其舌诊教学也将辨证思路渗透其中，非常难得。郭老的"空间医学"出现在 20 世纪 80 年代，他的医学理念是以"内证"为主线的。另外，他对药物的使用剂量都是 1~4g，快煮 2 分钟起锅服药（多用药性、少用药味）。更关键的是，他的舌诊是直接拿来辅助用药的。一位内证医家结合舌诊的用药方式，非常值得关注。他将舌头气机循环和天气水液循环联系在一起，这非常有创建性。在临床上我经常使用，在后面的章节中我会系统地介绍给大家。

每个人对舌头的分析都可以有自己独到的见解，他们对舌诊的解读都可以指引临床治疗。这种所谓的"正确认识"只是用来"量取"疾病真相的"尺子"，并没有让我们看到疾病的"真实相"。

如何去统一不同的"认知"，从而形成更加全面的、接近"疾病真相"的中医思维，成了中医进阶路上的瓶颈。

"舌诊教育方向在哪里？"我们不禁要问。

这个问题太大，我只能做出解决问题的尝试。有一点是确定的：舌诊必须和辨证一起讲，否则就是纸上谈兵、罗列知识点而已。希望大家可以把教科书作为本书的参考书目去阅读，故在本书当中我略过了详细的舌头解剖、舌诊的历史地位等教科书内容。

我不希望自己的总结成为大家思想的桎梏。相反，我希望这后面的内容，能成为你们探索中医认知的翅膀。这也是我们后面即将学习的内容所围绕的中心：

1. 如何利用现代化手段采集舌象；

2. 将"舌诊小公式"解释透；

3. 丰富舌诊全息图的内容；

4. 将舌象和具体疾病、多种脉诊方式进行对比；

5. 完善舌诊的全局观念：辨证的带入；

6. 临床的舌诊资料积累和知识再检验。

第二节 正确的舌象拍照"姿势"

舌诊对于切入中医这个学科来说，是一个方便法门——它不像脉诊要通过长年累月积累手下的感觉而形成系统经验，而是通过"望"（眼睛看）来辨识。只要你不是色盲色弱，舌诊对你来说就很容易"开门见山"。

对临床医生而言，舌诊是更方便、更容易切入的辨证工具，好的舌诊方法能让医生的治疗思路更加精准：关于病在哪个位置，它的病程是怎样的，是否带瘀，是否带湿等，都可以通过舌诊来"精确判断"。同时，舌诊有一套"定位系统"——舌可视为我们人体的全息投射，舌头可视作躯干的微缩图，舌头的不同部位代表身体不同部位。如果对舌诊技术能做到精准的把控，你可以通过舌诊来判断身体具体哪个部位出了问题，系统分析后你甚至可以推断这些问题从何而来。

但是，我们很多临床医生在查看舌头的时候，往往只看两三秒，而忽略很多舌面细节。很多临床医生没有养成对舌头拍照的习惯，所以在普通的病案采集记录上面，舌头的信息很少，大多数只是像"舌头大小、舌苔怎样、舌质怎样、有没有齿痕"这样的文字记录。当病人下次复诊时，我们早就不记得上次的舌象是什么样子了，只能通过文字记录去猜测当时的情况。然而，舌象的变化有时候是很细微的，同样是"薄苔"，上面也会有"气滞点""细裂纹"等差异，所以文字记录不利于通过舌诊来判断治疗效果。因此，无论是临床诊治，还是看舌话健康，都需要有舌象的影像记录助一臂之力。

图 1-1 所示，是服用中药七天前后舌象的改变。如果仅用文字记录，不用到二三十字估计很难描述出第一幅舌象的特点来，更不要说看舌两三秒后能捕捉记录多少信息。如果没有影像记录，你能告诉我相隔七天，病人的舌象到底有多大的改变吗？用照片记录，

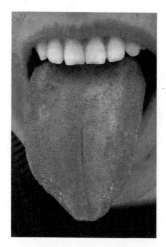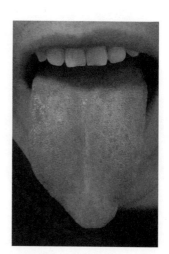

图 1-1　治疗前后舌头照片比较图

我们会很清晰地看见疗效如何，并据此制定下一步的治疗方案等，何乐而不为呢？

正常情况下，舌诊能如实反应患者身体情况，但也有例外。古人常说"舍脉从证，舍证从脉"。意思是在脉诊的过程中会出现"脉证不符"的情况，当医者"看不清楚问题所在"时就会面临两难的选择，到底症状、证型是患者的真实情况，还是脉象反映出来的是患者的真实情况？这时候需要从舍。舌诊也是一样。

我需要提前告知朋友们：舌诊和脉诊一样，都只是一个"辨证工具"，它们如同人体状况的"显示器"——我们对于辨证工具的显示结果不能"太执着"，因为你不知道"显示器"内部是不是有问题、"显示器信号输入的过程"是不是有问题等。万一"显示器"失常，那么它显示出来的人体状况就和真实情况"有差"。这种"有差"产生的原因有二：一是"显示器"不够高清导致误判；二是我们会因为各种原因而忽略动态分析舌象（应将舌诊和其他辨证方式紧密结合，从而获得更加精确的诊断）。

那么怎样才是正确的舌象拍照"姿势"呢？

一、摄像器材的选择

在广州中医药大学中医诊断教研室进行的舌象现代化研究中，

他们用的是专业的摄像器材、专业的摄像棚和灯光、专业的分析软件……大家有兴趣深入了解可以搜一下他们的文章。而我们临床使用手机拍照就可以了。

学完金华佗舌诊小课堂的朋友可能已经不会拿自拍杆自拍了，更多的是让朋友给他们拍舌头——这是好习惯，以后自己手机相册里面可能更多的是舌头的相片。我的朋友都已经很不屑于翻我的手机相册，他们一翻，看到的都是舌头。对于刚刚接触舌诊的人来说，看到伸出的舌头可能会有点恶心，但是当你学完以后，你就不会觉得它恶心了。

手机拍照的时候需要注意几点：

1.大家必须用手机的后置摄像头。用前置摄像头照相时有些手机是会自动左右翻转的，这样在分析舌象时会失去判断左右肝胆的意义。另外，现在主流的安卓手机和苹果手机的后置摄像头比前置摄像头像素高。800万像素以上的都可以，两种手机我都尝试过，相对来说，苹果手机的防抖和软件优化更胜一筹。

2.一定要对焦准确。

3.不要用美图手机拍照；关闭美颜模式；不要在美图软件或美图模式下直接使用相机。如果使用美颜，会失去很多舌象上的真实细节——气滞点、细裂纹、颜色等信息都会因美颜而失真，甚至引起误导。

二、如何才能背景光亮一致

拍舌象不一定都是在白天，很多时候可能是在夜间或比较暗的房间。这时候怎么办呢？首先，建议你的朋友或者病人在阳光或灯光充足的情况下拍照，千万不要在很暗的房间里面拍（会降低像素，光线不足形成暗影也不利于后续分析）。我一位挚友在听完我微信课后提出一个建议，大家可以试一下用白色A4纸放在舌头两边作为光亮度的对照。

如果两幅舌象相片当中A4纸上显现的明暗度不一致，那就说明

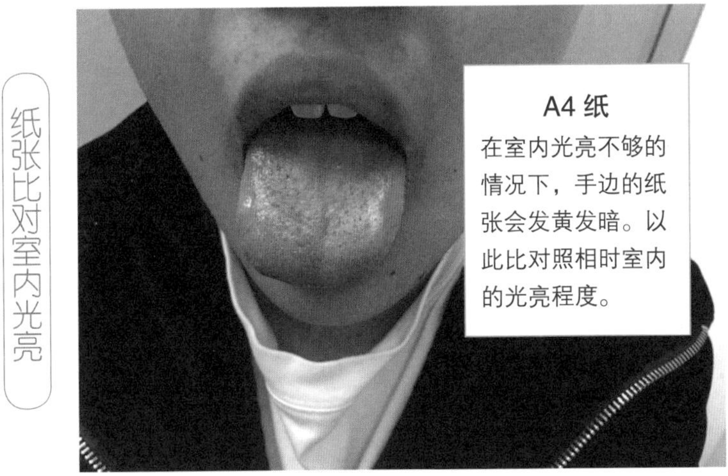

纸张比对室内光亮

A4 纸
在室内光亮不够的情况下，手边的纸张会发黄发暗。以此比对照相时室内的光亮程度。

图1-2　用纸张放在舌头旁边作为光亮度的对照

这两张舌象照片是在不同光亮下拍摄的。一般情况下，凭经验辨认判断舌象情况就行了，不需要如科研般精细。有技术和时间的朋友，也可以试试调整电子相片的光亮度，看看是不是可以尽量缩小相片中 A4 纸的明暗差异。

如果你使用的是卡片机，或者是带闪光灯的手机后置摄像头，可以考虑在同样的房间内开启闪光灯拍照，这样可以减少或者抵消白天光线的微弱变化对照片明暗度的影响。此外，为了准确反映舌象的真实信息，请尽量提高拍照图片的实际像数。

三、正确的伸舌动作

正确的伸舌，应当是自然地向前下方伸出舌头，将舌根隐约露出即可。需要避免错误用力，比如故意摊平舌面、卷曲舌头，也不要害羞不伸出舌头来（舌头无法伸出的情况是存在的）；正面面对镜头，不要摆出"侧脸"之类的舌象，不利于评估舌头左右大小对比情况。以下是需要注意的几个地方：

舌面应居于画面区域内的正中心：拍照的时候尽量把舌头放在照片正中心，不需要拍全整个面部，大致把鼻头框进去就可以了。图1-3是标准照相法示意图。

张嘴不要太使劲：在不笑时，每个人两侧口角之间的长度是不一样的，这正是个体差异性的体现点。**人们两侧口角之间的长短，代表其本身遗传到精气量的多少。**口角间距离也是我们判断舌头大小的基准，所以太使劲张嘴会让口角间距增大，让我们误判舌头"偏小"。

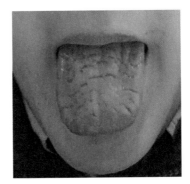

图 1-3　正常张嘴伸舌示意图

小知识补充

　　每个人都有自己的能量大小模式，正如每个人都有自己独特的身体形态一样。"口"为脾之外窍——口的大小不仅仅体现出一个人脾胃接纳度（消化能力）的多少，观察两侧口角之间的距离也是评估一个人"先天脾精多少"的方法。

　　嘴小（口裂距离小）的人，消化能力一般较低，说话气力弱，比较谨慎；嘴巴大（口裂距离大）的人，消化能力好，吃东西容易过多，性格大气、豁达。

　　"有其内，必现之于外；见其外，可知其内"，除了口角以外，所有人体外在的表现都是其内在的体现，了知这一点，就能达到中医诊断学当中"望而知之"的境界了。

伸舌不要太用力：用力伸舌多半会改变舌头的正常形态，导致舌尖突出并变红、裂纹被挤压消失、口角间距离加大显得舌头偏小等问题，影响判断。

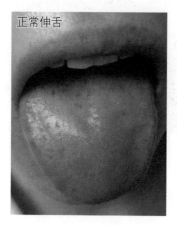
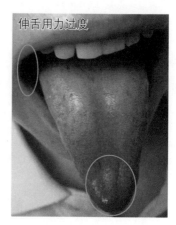

图 1-4　伸舌过度用力后的舌体形状改变

图 1-4 中还存在一个问题，即前面提过的"侧脸"问题。

四、不利于舌诊的老习惯——刷舌苔

很多人爱干净，觉得在社交场合大笑时舌苔偏厚会没面子，所以习惯每天早晨刷牙过后把舌苔也刷掉。虽然市面上有出售刷舌苔的牙刷，但这却是中医医生最不喜欢的产品，它会严重影响我们对病情的判断。

如果你打算看中医，早晨起来一定不要刷舌苔。此外，影响舌象的还有"三餐过苔"和"零食染色"，这个注意一下就行。正常人在餐后，舌苔都会比餐前要薄；吃不同颜色的零食或者咖啡、咖喱等有色素的食物时，容易将白色舌苔染上颜色。有些颜色容易区分并引起我们注意，但黄苔容易被疏忽，因为染色黄苔和正常黄苔的甄别难度很大。解决办法有两个，一是让对方第二天重新拍照；二是每次看到黄苔都询问其进食情况。

图 1-5 总结图示：

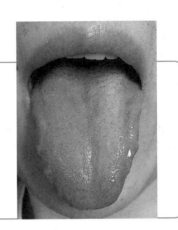

正确的拍照"姿势"

- 不笑状态下张口。
- 伸舌自然，舌根显露。
- 对焦后完整照下舌面。
- 不需要把表情、衣着一起照进去。
- 请别带着刷苔的习惯。

图 1-5　正确的舌象拍照方法

五、舌头自拍秘诀：利用镜子

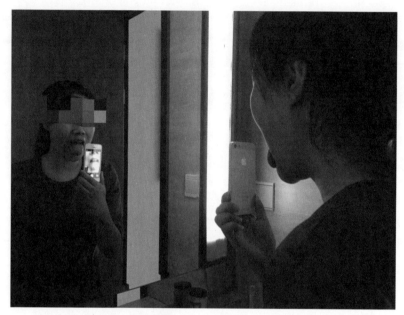

图 1-6　利用镜子使用后置摄像头自拍舌

　　如图 1-6，把手机的后置摄像头对准舌面，只需要先点一下"对焦"，再拍下照片即可。这样就能简单地避免前置摄像头不清晰、容易左右翻转的不利情况。

第三节 怎么划分舌面部位？

舌面虽小，但也分区域，那么舌面上的不同部位是如何划分的呢？俗话说，贴好路标才好画地图，舌面部位也需要有相应的名称。除了古人确定的部位名称之外，我们还可将舌面划分为九宫格，以便更加细致地定位。后文将要讲到的舌头"动态辨证"非常关键，同时也凸显出舌面分区标准对"指向性描述"的重要性。我们先来了解舌面的不同区域是如何划分的。

这里需要注意的是"左右"，我们通常讲"舌头左侧或右侧"，是指舌头主人自身的左侧或右侧，与我们自己的视角正好相反。这就是前面提到的"不可使用前置摄像头"的原因，手机前置摄像头的成像结果与照镜子一样，是反像，极易造成误判。

在更细致的描述当中，我们需要用九宫格的定位方法来确认舌面情况，有点像地图画出经线、纬线一样。为了方便称呼，同时符合后文舌象分析中用到的气机运行方向，我们用横线将舌头划分成三部分（舌尖定为③号、舌中②号、舌根①号），再用竖线将舌头分割成三部分（左侧区、中区、右侧区），如图 1-7 所示。于是确定九宫格每个格子的名称，例如阴影区域为"左侧区①号"。

　　请大家熟悉一下舌面九宫格，我们在后文讲解全息图和动态分析的时候会频繁涉及与此有关的内容。

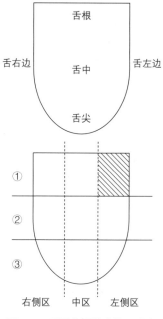

图 1-7　舌面分区的方法及命名

"公式"是为了细化要点，方便记忆。读完这一章，希望你们都忘掉公式的细节，记住的应当是舌头的细节变化代表着人体的什么情况，就如同张三丰学太极到最后忘记招式一样，"忘记"公式，是活学活用的开始。

——题记

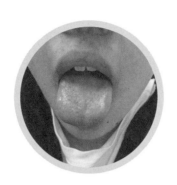

第二章

舌诊小公式

第一节 舌诊小公式总论

舌诊小公式的提出，首先是为了方便介绍舌象细节对应人体变化的规律。舌诊犹如烹饪，要想知道一道菜的做法，仅看成品是不行的，你必须知道细节，于是厨师会告诉你食材、调料、火候、下料先后顺序等内容——这就是"公式"的来源。"知常达变"，我们先通过舌诊小公式，了解正常的舌象是什么样的，不正常的细节是什么样的。通过舌诊，我们可以获得最客观的身体状况信息。在这里我还要强调一下"贵在中立"原则——我们需要用一个中立而谨慎的态度来面对患者的舌象，这样才能够辨准这个症。在看舌象可以得到相对客观的辨证思路的前提下，如果用药中立，那给自己和家人治疗时就可以避免"能医不自医"的诡异局面。

我们来看看公式全貌（见图 2-1）

舌诊小公式

正常舌头 ＝

+ 正常大小、正中
+ 舌质色淡红
+ 边尖无齿印
+ 舌面平而无凸起、凹陷
+ 舌面苔薄白
+ 舌面无裂纹
+ 干湿正常
+ 无红点或者瘀血点、斑

图 2-1 舌诊小公式

废话不多说，让我们进入舌诊小公式的拆分解说吧！

第二节　舌诊小公式之一：舌头大小

　　舌头的正常大小是因人而异的。从受精卵的时候开始，父母遗传给我们的基因在一定程度上决定了我们长大成熟之后的正常体型，这个体型是我们每个人的标签：有的人瘦小，有的人高大，这是外形的不同，也是我们先天禀赋的不同、先天精气多少的不同。每个人的舌头在正常大小时是和自己的口角距离"匹配"的，也就是说，在不用力、不笑或者微笑状态下伸出舌头，舌头的宽度是小于口角距离的。伸舌后，舌头两侧抵压着口角并有肿胀感时就标记为"大舌"，舌头两侧和口角距离偏大说明舌头"瘦小"。

　　简单来说，一个人舌头整体的大小代表一个人整体能量的多少。我们可以把人的舌头比作是一个"气球"，如果这个气球大，说明这个人整体能量充足，是往外在扩张的感觉；如果一个人的舌头是瘦小的，说明那个人的整体能量是弱小的，是往里回缩的感觉。如图2-2所示。

　　人体内的总体能量，等于"正气和邪气的合体"。这很好理解：正气的运行周流全身，而我们人体在不断衰老和产生代谢产物，这两个过程是同时进行的，我们的机体正气在不断地处理这些衰老因子和代谢产物，同时继续维持能量的周流，形成一个平衡。在这个平衡下，我们说人体是"健康"的。

　　在自然状态下，人体的精气是一个不断耗散不断再生的过程。在这个过程中，精气气化而成的正气"处理"日常代谢产物的能力会越来越低，再加上人们日常情绪波动较大引起气乱，耗伤正气，因此随着年龄的增大，邪气会越来越多，正气会越来越少，最终导致衰老，走向死亡。

　　舌头大小的决定因素有两个，一个是往外扩张的因素，另一个是向内回缩的因素。向外扩张，就是体内"正气和邪气的合体能量"增大，如图2-2左侧最大的圆。往里回缩，是正气的衰弱，邪气留存，如图2-2右侧最小的圆。

　　在舌头上，正气的流转是什么方向呢？这个非常重要，因为这是产生"左右大小不一致"情况的关键。这里所言正气流转的方向，来自圆运动古中医学的"一气周流"理论——左升右降。那么问题来了，这个左升右降在舌头上是怎么体现出来的呢？为解答这个问题，我曾经写过一篇短文，现转摘如下。

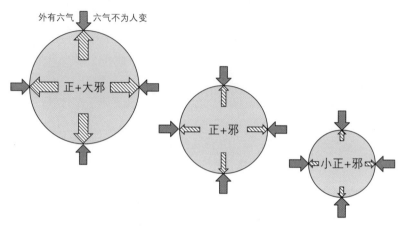

图 2-2　舌头大小等于总气的多少

舌头上左升右降的方向是什么？——有关"左右之争"

在临床上，西医对"左""右"的概念非常明确，就是患者的左侧和右侧。但是在中医临床上，涉及"左升右降"理论时，人们对左边和右边的界定开始不清晰了。很多医生的观点认为医者的左侧是气机升、右侧是气机降，而另一派医生则持相反意见，更有中医学子们，时左时右，分不清楚（比如曾经的我）。这篇文章对初学中医的朋友可能稍微深奥了一点，是我自己思考的过程。这是深涩的文章，也是我理解舌头左升右降旋转方向的理论基础。

古人对东南西北方位的认识和现代人的认识是一致的。《淮南子·天文训》在描述天地分离时，曾经说到一个重要的天文现象，即"天倾西北，故日月星辰移焉"。古人说的"天倾西北"，是将天看成一个大盘子，日月星辰都在盘子里，天这个大盘子倾斜了，日月星辰都朝着西北滚动。细心的朋友会问，不是东方升起西方降落吗，为啥是"西北"？因为地球自转轴和公转平面有一个角度——佩服古人的观察吗？

我们来看一下伏羲的先天八卦，先天八卦正是描述了天地万物的构成模式，是天地倾斜以前各类物质平衡的位置。我们尝试把古人的视角放入这个先天八卦之中。我们关注地球的"构成"，就是在关注"人体"的构成。

天空向西北滑去，白昼（阳）在东南方为极，黑夜（阴）在西北方为极，而人正是立于天地之间，头为阳而足为阴，如图2-3。

先天八卦，是指人从一个没有灵魂和脏腑气血运作的混沌状态而来，也就是和天地万物出现之初的某一瞬间"全局截图（时间截面）"一样：那时候的所谓"生命体"没有形态，没有功能。但这是最完美的时间，所有的方位还没有进入运动和破坏。

因此，真正活着的、我们可见的肉身，并不是一个先天八卦。

让我们再来看看后天八卦。后天八卦如图2-4，在天地倾斜以后，离火上扬力最盛所以在最上方，而坎水属于阴往下流，渗透到最底，

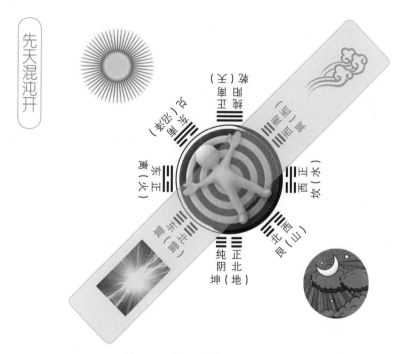

图 2-3　先天八卦象征天地混沌

所以在最下方。后天八卦，是自然界八种属性分别按照自己的性格和能量排列在稳定的位置，这八种能量根据后天八卦的顺序，互相生成，形成回环。原来先天八卦中的方位，只是"无运作的物体"，但当赋予每个方位一个属性之后，先天八卦就动起来了——形成了后天八卦。

后天的八卦方位各自代表了不同的脏腑，比如"火离心，地坤脾，泽兑肺，天乾肠，水坎肾，山艮胃，雷震肝，风巽胆"。但是，细心的朋友会发现，后天八卦也是一个稳态图。八个方位在天地倾斜的

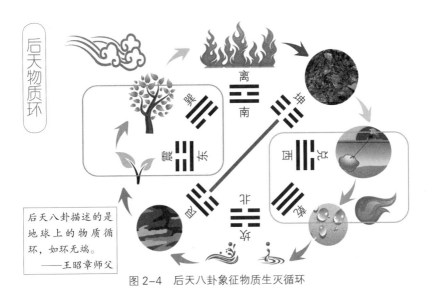

图 2-4　后天八卦象征物质生灭循环

前提下，根据自己的属性各自找到了自己的位置并且稳定下来。这是"死人"（只有肉身）的图，心肾之水火分离、山崩地裂、雷水不相伴……真正活着的人，也并不是一个后天八卦。

　　人从出生到死亡，就是从"先天架构"走向了"后天架构"。而人的正气，正是维持和意欲逆转这个过程的动力。活着的人如果要养生或者逆生长，必须经历一个不断挣脱后天（死亡）的束缚向先天（完美的肉体）进发的过程——这就是道家修炼"后天返先天"理论的来源。

　　我们虽然在这个世间，逃不开生死循环的宿命，但我们人体自有一套"反熵"系统，不断地让从生到死的过程"减慢"，努力地从

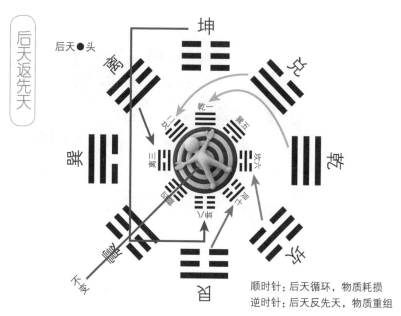

顺时针：后天循环，物质耗损
逆时针：后天反先天，物质重组

图2-5 人从生死循环当中挣扎"向生"

"后天"返"先天"。因此在图2-5中，我们发现除了属"木性"（震卦维持不变，巽卦转到震卦对面）之外，所有的卦位（如图2-5所示）都进行了"逆时针跑位"（在二维的角度是逆时针，但这只是我们从二维角度观察所得，这个过程必然是超越二维的存在）。

这个逆时针跑位，就是人体当中气机循环的方向——人通过这个气机循环，达到"后天返先天，物质重组"，从而生存在世间。于是，在人体上的方向正好是"左升右降"。这揭示出舌头主人的"左"和"右"才是气机升降的"左右"，如图2-6。

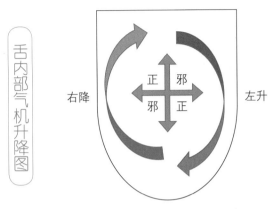

图 2-6 舌面的左升与右降（舌头主人角度）

左右前后大小不一的具体情况分析

有了图 2-6 的"左升右降"方位的确定，我们可以进一步分析一种常见的现象：舌头左右、前后、大小不一。大致可以分为四种情况：一是"左大右小"，二是"左小右大"，三是"前小后大"，四是"前大后小"。这四种情况下面举例说明。

（一）左大右小

图 2-7 左边图示舌头左右大小区别在于双侧舌边②号区域的充盈鼓胀感。这是简单的左侧大于右侧。除此之外，还有很多明显的特征：根中黄苔，中区裂纹，左侧区②及中区③可以见到舌质红及红色点。这些都是需要学完整本书的内容才能够掌握的诊断分析方法，初学者目前只需要看出左右两边不一样，大小不一致就可以了。

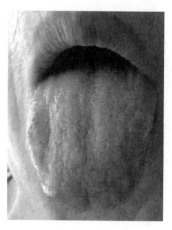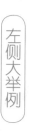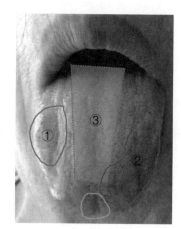

图 2-7　舌头的左侧较右侧饱满

如果综合判断的话，图 2-7 舌象体现出来的是疾病的"根源"——肝火太盛；同时患者存在中焦水湿代谢异常，肾阴在被伐耗的过程中。病人的主要症状，是集中在上焦心肺和中焦胃（图 2-7 右侧图圈出来的地方可见）。如临床中遇见"肝为病"的病人，在问诊中就必须着重询问患者导致其自身"肝为病"的方方面面的原因。在治疗上，需要注意"女子以肝为先天""肝、冲脉皆为血海""肝主怒、易生郁"等基本理论的掌握，除了对症处理外，还要对证处理、对根处理。

根据前节讲的人体及舌头的"左升右降"气机运行来看，当遇见"左大"的舌头，就需要考虑"右路不通"的原因，在"大小"分界的地方，就是气机循环中断的地方。如前所说，在舌头当中，"左升右降"只是气机循环的"二维"版本，在明白更多的舌中气机循环之后，大家就可以逐渐摆脱靠"记住舌象的样子来对应疾病"的学舌诊误区了。敬请大家往后继续阅读，关于"气机循环"有专门的一大章等着你们，在此就不赘述了。

（二）左小右大

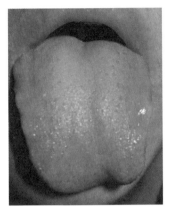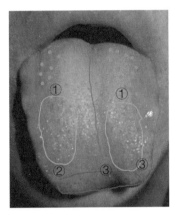

图 2-8 舌头的右侧较左侧满胀

如图 2-8 所示，这个舌头的中线很明显分向了左侧，形成了左小右大的局面。大家可以看到舌面靠后的两侧，有用蓝色标记出来的气滞点，这个气滞点当中微带红色，说明气郁已稍有火气了。大家看右侧气滞点的前方绿色圈圈里面凸起来的气滞点，有意思的是，气滞点都靠近中区，在侧边上反而少；而且气滞的区域还带有凸起（右侧区①明显高于左侧区①）——这说明这里的气滞起源于大小肠（在①区为下焦）之可能性大。在两侧的②③区可以见到气滞化火的表现，在舌尖有偏暗的红点，并不凸起，表示舌尖（心区、上焦的末端）有陈旧的上火形成了带瘀的情况。中区③的凹陷比较令人在意，这说明上焦区域能量的下陷。中线的歪斜一般也需要考虑脊柱的问题；如果歪斜得严重的话，也会让我们感觉舌尖带着整个舌头歪向了一侧，成为非正中的舌头，这在脑血管病患者身上常见。

右大的舌头，多为右气不降。很多种疾病都会让人身体右气不降，从上到下数：肺气不降、胆气不降、肠胃阻塞、大便不通、下焦湿气，等等。具体情况，可以配合身体器官全息的提示信息判断"右大"的原因。

（三）前小后大

首先我们应当判断舌前小是不是因为伸舌太过用力（用力会导致舌尖突出变窄），如果排除，我们可以进一步分析。舌头的形状本应圆润，但如果在气机带领物质循环向上运行之时出现阻塞，就会造成阻塞前方物质减少、阻塞后方物质滞纳的情况。

看一下"舌前小"的例子。

图 2-9 中，舌前部是呈倒三角形的尖状，左右两侧的③区形态减少（舌尖变窄）提示上焦能量所依靠的"空间"的减少，在这个区域，舌面可见气滞、凸起并带有舌质变红的小点，提示在这个空间里"热滞为病"。我们在舌面左右两侧区域②号位可以找到红色圈标记出来的瘀血区。

我们可以发现，在双侧②区瘀血阻滞的情况下，中焦的物质、

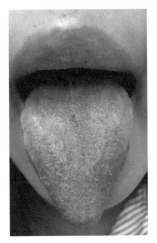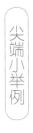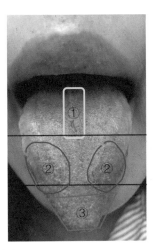

图 2-9 舌尖较舌根缩窄

水液传递无法达到上焦（即双侧③区），而阻塞的舌尖时间越久，舌前的气滞凸起点会越多，倒三角形会越大、越尖。

（四）前大后小

前大后小的舌头不常见，但并不是不存在。我举个例子大家就能明白。

如图 2-10 所示，舌前过大的舌头第一眼看上去，比图 2-9 中的舌头要泛白和肿胀——这是水湿在中区被阻塞停运而涌犯两岸（两侧边区）的景象。根源还在于舌尖（心）和外焦的沟通被各种原因切断或者阻塞。大家可以看到，当水循环在舌尖被切断后，水湿照着原来运动方向涌出，但是没有水能通过外焦回流到舌根，所以舌

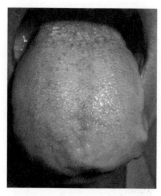
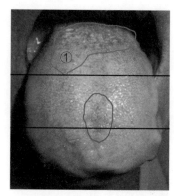

尖端大举例

图 2-10　舌尖较舌根膨大

根的区域反而是干的，还可以看到①号区域内橙色圈圈出的不规则气滞点及水湿。（具体请参见后面整体动态分析舌象章节）

总结

大小、正中是我们看到舌头后捕捉到的第一个印象。我们要记住的就是人体有形，肉身如同气球，大小反应在舌头上。气球内部有左升右降的正气运行，中区有水湿从下焦散布到中焦再到上焦；正气与邪气的量集合起来，就形成肉身"气球"内部的张力。

每当正气或者水湿运行阻塞之时，我们先要知道正气和水湿的运行方向，在阻塞点前方必然是物质减少，而阻塞点的后方被滞纳的正气和水湿就会以膨胀气滞和弥漫散布的方式表现出来。这个在后面分析"扳机点"有关的章节中，还会继续提到。

第三节 舌诊小公式之二：舌质色

首先我们要明确舌质是什么。

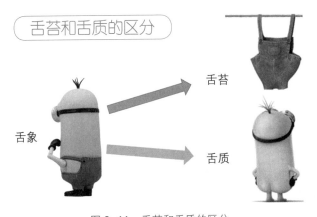

图 2-11 舌苔和舌质的区分

舌质就是舌肉的颜色，如果把舌头比作站着的人，那么舌质就是肉体，而舌苔就是肉身外面穿着的"衣服"。因此，我们观察患者舌质颜色的时候，就要"透过舌苔看舌质"。通常在舌苔不厚的情况下可以看到苔下的舌质，如果舌苔很厚腻，就不容易看到舌质的颜色，只能通过找舌头两边无苔的位置来确定舌质颜色。

　　舌质是以红色作为基底色的。因为舌头有很丰富的动脉及静脉血管网穿插在肌肉当中，同任何一个器官一样，这个"红色基底色"其实就是血液循环显现出来的颜色。可想而知，如果血液循环物质弱化，比如贫血，那舌质就会随之变淡、变白；如果血液循环物质滞纳，比如高血脂，那舌质就会从淡红色逐渐变为暗红色；如果血液循环受阻，比如血液循环太慢、动脉及静脉交通网血液更替慢，舌质就会出现暗紫色；相反，如果血液循环加快，比如红细胞增多症或在发烧的情况下，动脉及静脉网内血液流速增快，动脉血成分更多，这时候舌质就会表现为偏红到大红色。为此我制作了舌质大概的颜色渐变图以供参考。如图 2-12：

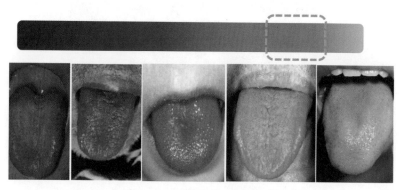

图 2-12　舌质临床可见颜色谱

第四节　舌诊小公式之三：没有齿痕≠脾不虚

齿痕是舌象的第三个特征，也是第一眼特征之一（前面的大小、舌质也是第一眼特征）。传统的教科书告诉我们，只要见到齿痕就说病人脾虚。所以很多时候大家伸舌头给中医看的时候，他们会说"嗯，你脾虚噢"。书本说的"有齿痕＝脾虚"是对的，可是我要提出另外一个观点——无齿痕≠脾不虚。

齿痕是非常常见的，"有齿痕"能代表"有脾虚"，中医基础教材是没错的。因为**齿痕的产生需要两个必要条件：一是舌头较平常胀大；二是舌头边缘软**。"大小"的内涵：舌头大小代表着人体"正＋邪"气的多少。要满足齿痕产生的要素，必须"邪气增多"而内部压力增大；"气球"表面张力减小（正气虚、卫气虚）导致舌体增大。以上两点都满足的时候，就满足"脾虚"的诊断（脾虚则内气停滞，外气虚弱）。

但是，**没有齿痕的时候不代表脾不虚**。齿痕产生的必要条件第二点"舌头边缘软"并不能满足，而"正邪多而胀"的情况有没有呢？完全可能有。

小知识补充

这里的阴阳有其特殊的比较对象——"阴"是有形、可见的物质，在人身上就是肉身；"阳"是无形、不可见的能量。

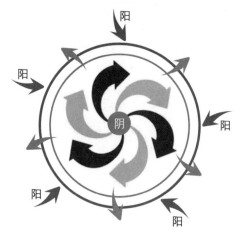

图2-14　阴张阳收示意图

人在吃饭的时候，会将外界的物质同化为自身物质，这就是人们常说的"以形补形"，这个"形"就是这里特指的"阴"；而"阳"在这里是指约束这个"形"过大、通过消耗自身物质来维持生长生活需要的能量。当阴阳平衡的时候，人的体型正常、体温适中，能适合天地变化而生活。当阴阳失衡的时候，就会出现偏瘦或者偏胖。人身自我会进行调节，精气化正气辅助阳，消化功能亢奋可以辅助阴（注意：这里的阴阳是特指的阴阳）。

第五节 舌诊小公式之四：凸起、凹陷的"地形"

在讲凸起和凹陷前，必须再次强调，伸舌的时候不能太大力，因为这样不仅会让舌尖变窄，还会让舌头出现非原本的凸起和凹陷。如图 2-15。

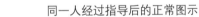

使劲伸舌——舌尖窄，两边凸中间凹

未放松，努力憋舌的图示　　　　同一人经过指导后的正常图示

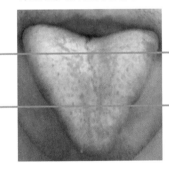 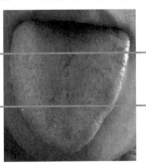

图 2-15　过度用力伸舌则舌体变形难判

标题为什么提"地形"呢？

假设我们把自己微缩成蚂蚁大小，如果趴在舌头上观察，你所看到的景色，就有点像看地形一样，一眼望去，可以看到"地"的边界。坦如平原的舌面我们称为"正常"舌面（如图2-16）。凸起

无凹陷或凸起的舌平面，称为正常

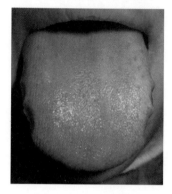

舌中、舌根、舌尖几乎在同一个平面上，就如同平原或者海面一样。

图2-16 正常舌面应如平原的地表面

就像山地丘陵，凹陷就如洼地盆地。有凸起之处必有凹陷之处，二者是相伴的——凸起代表着气机停滞，凹陷代表气机下陷或无法通过（如图2-17）。

凸起（丘陵）代表这里气机堵塞

凹陷（洼地）代表这里气不足

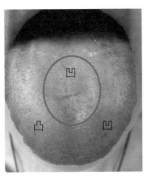

当舌头不平的时候，就像是进入了丘陵地带，看到凸出来的小坡、凹下去的洼地。

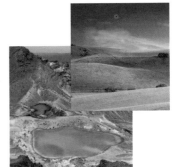

图 2-17　舌面凸起和凹陷的意义

简而言之，"凹陷"就是"气不足"，"凸起"就是"气有余"。那么，通过凹陷和凸起的现象如何来判断一个人的体质状况呢?

一个舌头只要有凸起的部位，就说明他能量还是够的，因为能形成"气有余"的情况，说明整体运行的气还算充足。如果一个舌头只有凹陷而没有凸起，同时舌质偏白和偏淡的话，那么可以初步判定这个人的体质是"以虚为主"的。

我们人体是"正气 + 邪气"的共同体——如果一个舌头上"只有实像"（存在凸起、气滞、红点等阳性要素），那他要么是纯粹实证，要么就是虚实夹杂，身体里肯定存在一些偏热、偏阳性的邪气；如果一个舌头出现"虚"的要素（比如淡白、瘀暗、凹陷、齿痕等偏寒、偏阴性的表现），可以判断属阴的邪气存在，体质以"虚证为主"。这里的"虚"和"实"都是相对的，当一个地方堵塞之后产生局部能量聚集（看似"实"），那么在能量堵塞的下游区域一定是能量匮乏的（看起来是"虚"）。所以，在舌诊实战上面，看见虚就要找"实处"，看见实就找"虚处"，动态评估人体能量的气机运行才是正确的舌诊理念和手段。

第六节　舌诊小公式之五：舌苔薄厚

前面讲到舌质的时候，提到过舌质就是舌头本质的颜色，是赤裸的地表，是没穿衣服的"小黄人"。而舌苔，则代表土地以上的湿气和可见的云层，它是舌质的衣服。

那舌苔到底是什么呢？如果把舌质比作土地的话，那么舌苔便是土地以上的湿气，加上云朵。体内"湿气的运行"就是舌苔的表现。舌苔犹如附着于舌质上的苔藓，它是由布满舌面的"舌乳头"新陈代谢后死去的上层细胞堆积而成的。

作为观察者，我们是站在什么角度的呢？我们是站在坐飞机的那个人的角度，也就是云层之上。大家可以看到图 2-18 中我画了两只眼睛，那双眼睛就是我们的眼睛，我们在看舌象的时候，就是站在比云层还高的地方来看大地的情况。

大家都知道，当一个地方云层特别厚，云团都挤在一起的时候，

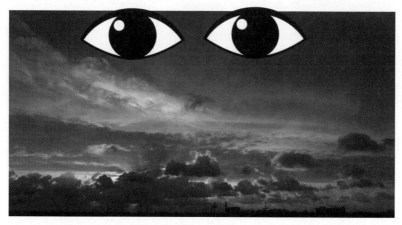

医生犹如从天上看地下一样，云多则不见地

图 2-18　医生看舌苔的角度（云比喻舌苔，地比喻舌质）

在飞机上的你是没有办法往下看到地面的。这也是为什么我们说"腻苔"就是没法透过舌苔看到舌质。不仅如此，大自然中很多天气状况都可以类比成舌苔情况，如图 2-19：第一幅乌云密布，遮掩大地——腻苔；第二幅万里无云，草原有湿——剥苔有湿；第三幅薄云稀疏，在天上透过云层可以看到大地——薄苔。

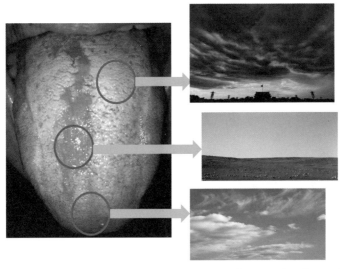

舌苔如天云

图 2-19　医生看舌苔的角度（云比喻舌苔，地比喻舌质）

　　用图 2-19 的舌头作为案例，我还有一个目的，就是要提醒大家，一个舌象上面其实可以同时存在多种舌苔状况，由此可看，真实的图像远比语言记录要好很多。

　　我们看到天上的云朵出现、消失、变化无穷，云朵其实只是水湿的一部分形态而已。水湿从地面上蒸腾到天空，正常地冷凝为白云，就是我们常见的薄白苔；如果水湿上蒸过多，必然有热的缘故，因为热是湿气蒸腾的动力源，形成云朵过多挡住了天空，这就是厚苔、腻苔；当天上无水、地上无水，就容易形成下一节我们要提到的"裂纹"了。

第七节 舌诊小公式之六：裂纹有两种

如果粗分的话，"裂纹"可以分为两种：一种是"裂在舌质"；一种是"裂在舌苔"。如果是裂在舌苔，就是湿气和热的表现：如果湿偏重，舌苔是不可能有裂纹的，如果有，则是长在厚苔、腻苔上面的细裂纹；如果湿重且热也重，就会出现我们常见的裂纹了。如图2-20所示，在舌苔很厚的情况下，就可能出现右图这个舌苔的情况，整个舌苔被从中劈为两半，但它没有完全裂到舌质里面，就意味着

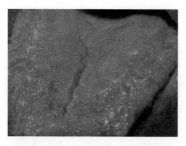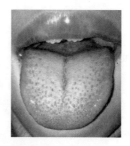

裂纹在舌质（左图）：土地干裂，"土性"无法含水。

裂纹在舌苔（右图）：湿重化热，趋于阴／湿干。

裂纹有横竖不同的形态，所裂位置不同，代表问题各异。

图2-20 两种裂纹舌（裂的深度不同）

疾病还没波及"土"。因此，舌苔裂纹表现的是"湿气和热气各占有多少比例"的关系。

若是舌质的裂纹，性质就不一样了。如果裂纹在舌质，就说明这个病人的土性受到了影响，也就是它的"土"开始干裂了。当你把一杯水倒在开裂的土地上时，土往往不会吸收水湿，水液会往下直渗到底，说明这些干裂的土已经没有办法含住水分，原来正常的土性结构无法发挥"正常功能"。

小知识补充

　　五行"木火土金水"相生、头尾相接形成环，就是前面图2-4所示的后天八卦物质生灭循环，也是我们生活的世界物质生灭的"相"。因此，在这个世间，只要是能够形成"环"的事物分类方法（我们称为"谱"，比如颜色谱、声音谱等），都可以被切割为"五等份"，套入"五行"的特征，并可以被赋予"五行相生"的关系。这是我们古人充满智慧的分类方法。

　　我们称五脏、五声、五色、五禽等也是如此。正如五脏对应五种颜色，这些"五等份们"之间可以互相对应，他们在能量上能够互相影响，这个理论在临床上也不断地被印证。

五行	五脏	五色	五声
木	肝	绿	角
火	心	红	徵
土	脾	黄	宫
金	肺	白	商
水	肾	黑	羽

供参考：

《老子·第十二章》："五色令人目盲；五音令人耳聋；五味令人口爽；驰骋畋猎，令人心发狂；难得之货，令人行妨……"

因为讲到土性，我们必须强调人体五行的分类。在五脏对应五行的大框架之下，我们需要知道人的五脏六腑内都是"各有完整的五行"的，也就是我们的肺脏（属金）本身也有"木火土金水"五种属性；心脏也有木火土金水……**每一脏一腑，它的五行都是具足的。**我常用五个相邻国家比喻五行，并私自脑补一下不同国家士兵衣着的五种颜色：木国除了守护家园的大部队外，会派四支小绿分队到其他四个国家，辅助它们的五行平衡，但在这当中派遣给金国的是最少的，因为他们是相克的对头关系，他们之间只有一个"大使馆"而没有驻兵。其他国家也如此，向相应的"邻国"派兵相守。在这个大框架之下，"五国"互相补给，和睦友爱——五行具足平衡的人体，是健康的。

我们以心脏来举例。心脏是主血的、红色的、属火的，拥有"红兵"。但是我们观察一下，解剖当中的心脏是什么组成的呢？它是由肌肉组成的器官，肌肉是脾所主的。在五行关系中，火是生土的，也就是说火土是母子关系，那么"火国"当中土国黄兵是数量上占优势的组成部分，是理所当然的。如果，在一个人脾虚逐渐加重的时候，他心脏火国的肉（黄兵）作为全身土的组成的一部分，逐渐被召唤回土国，火国的土性被撤走的过程中，人就会慢慢显现心率失常的问题。

这其实是我们内科思路的一方面。我们再加一段理解一下《内经》的原文"五脏六腑皆令人咳"是什么含义：五脏六腑的疾病都会损伤到他们脏腑自己的"金"属性。当一脏腑"金"属性没有的时候，就会找上级也就是它的母系的元素脏腑来要这个元素。所以无论是哪个脏腑的金性受到损伤，它最终都会讨到金的母国——肺。由此，引起肺功能失调，首先出现的症状就是咳嗽。所以，五脏六腑的疾病都可以引起咳嗽，同样的，五脏六腑的疾病都可以引起任何的症状。因此，当患者出现不同症状的时候，医生不要理所当然地认为他就是症状相关脏腑引起的，其实不一定。

我们再延伸一下：《内经》说的"五脏六腑皆令人咳"，其实"五脏六腑皆令人_____"后面的下划线是可以写上任何疾病的名称的。

在临床上面很多人会有定式思维。五六年前我在网上看诊过一个面瘫的小妹子,她是成都一个中医药大学的学生。那个小妹子面瘫以后,吃了不少温阳通络、解痉、化瘀等各种经典思路的方药,里面包含僵蚕、蜈蚣、白芥子等经典面瘫用药,可就是好不了。她觉得奇怪,针刺、艾灸什么的也都试过了,就是不见好。她当时在QQ上找到我,我就问了她一句,我说你那个面瘫部位是怕冷还是怕热啊?她说好像用凉敷的时候舒服些,用艾灸时会更不舒服。这时候我就明白了,**她其实是属于热性的面瘫**。书上面说面瘫是经络阻塞不通,不通就考虑寒多些,就用些温阳温热的药来治疗,这就是定式思维。我想用这个病例告诉大家,如果遇到病症千万不要把病和药机械地联系在一起,要仔细地去辨证。同样的,如果你只知道"疾病和某穴位"的对应关系,也会有一部分病人会让你走入辨证的误区。

再回到"土性"的话题上。当我们看到舌头出现舌质裂纹的时候,这就意味着全身土元素呈现功能受损状态,无法行使含养水分的作用。在人的身上,正常的水循环是"正气"(vital force)的运行通道,如果水循环上出了问题而不去首先关注,那治疗就会事倍功半,甚至误入歧途。下面我们来详细讲一下。

舌质的改变,是和我们身体的"天气状况"相对应的——舌质代表我们的土性,"土"元素本身也就是肌肉。当土气刚开始减少的时候,就是我们前篇讲的"凹陷":**土气刚刚减少就会表现为气虚,**

但还没到水分减少的程度，所以这个土地是会塌陷的，塌陷以后就形成了凹陷舌。如果土地失了水分，就会出现严重的裂纹，就像图2-21左边这张图里面的裂纹舌。这种裂纹舌就像我们在沙漠和绿洲交界处看到的干裂土地。

最严重裂纹舌——如同干裂的土地

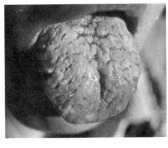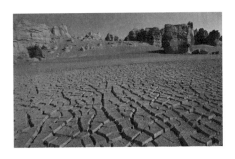

舌质是肉——土；土本性含水

- "土"气少则舌局部下陷；
- 土"表面"或土"本质"：水干则裂。

图 2-21　最严重裂纹舌与自然环境类比

上图左侧所示舌头，如果伴有舌质发红，则更多提示为舌炎——也就是舌头局部发炎。当身体某个部位发炎、局部热重的时候，就容易损伤阴分，而且速度非常快。因此舌的阴分快速被蒸干后就容易形成这种舌象。在现代医学（对抗治疗）的思路里面会用些抗生素，用静脉输液的方法去解决这个问题。这种做法相当于用寒把热去除，同时往土中注水，待土慢慢恢复湿度。在中医思路里，就会从"舌属于心"，而从小肠（火腑）下手解除舌上的热象，采用同时顾阴降火的治疗思路，其目的是让土地下面蒸腾的火元素回归正常，相当于"釜底抽薪"。治疗后，由外焦循环回来的水液会再度滋养这片干裂的土地，舌象会慢慢恢复正常。"有火灭火"的思路和现代医学是相类似的，但与现代医学不同的是，釜底抽薪、滋阴降火的药物为口服，调动的是内部正气，关注的是整体调节，故相对和缓而不伤正气。

小知识补充

自愈力

东西方自然医学都是强调"自愈力"、提倡维护自愈力的。"正气存内，邪不可干，避其邪气"是《黄帝内经》所言，我们熟悉的古希腊医学之父希波克拉底强调了"身体自愈力"：疾病的症状，部分是身体在抵抗的表现，部分是抵抗失败的表现。病体会激发患者的自然愈合力量，由此恢复被干扰的平衡并重获健康。

中医很注重人体整体的调节，虽同时存在"正治（寒者热之）"和"反治（寒者寒之）"，看起来像是对抗症状的治疗，但是此乃不同病机下的处理手段的区别而已，其根本目的是"如何让病人正气（自愈力）来复"。

中医的美，就在对人体正气运作机理的精密理论和推演，丰富的诊断和治疗方法，如此庞大的体系和智慧。中医学子们，请你们务必推门进来，不要再执着于寻访"疾病名对应治疗药方、穴位"的死胡同了。

我们知道，舌苔的裂痕代表湿气和热气之间的权重不一样，这个湿气代表着云和地上所综合的一个湿气的表现，如图 2-22。我们的舌苔如果湿正常则苔正常，湿重则苔腻；如果湿重热也重，就会出现又厚又有裂纹的苔，而且还有黄色。

舌苔上的裂痕——湿地上的干裂（仍有津伤）

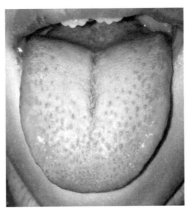

- 舌苔表示的"湿气"——云 + 地以上的湿气；
- 湿正常则苔正常；
- 湿重则云多，湿少则过干。

图 2-22　裂纹舌与自然环境类比

图 2-23 展示了多型裂纹从轻到重的过程，从图中可见，舌的裂纹不一定是纵向的，还有多向的不规则裂纹存在，它们在临床上表现了不同的意义。

大家看一下中间图片的舌头，它在左右两边肝胆的区域有气胀

不同的横裂纹与多向裂纹

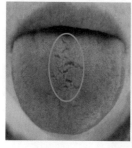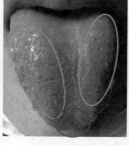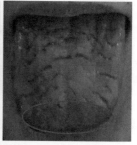

横向细裂纹

- 疾病在"气分"上；
- 问题在表层；
- 堵塞刚开始。

舌质局部凹陷形成裂纹

- 在脏腑之"本"上；
- 问题在中外层；
- 可见郁热的情况

舌质广泛开裂

- 全身土性干裂；
- 需排除舌头本身炎症；
- 除了阴虚、血热，无法判断邪气的位置。

图 2-23　裂纹的各种形态和病机

的情况（蓝色的圈），同时在这个区域有像小刀刻下去一样的裂纹。如果让这个病人的舌头进一步展开，就可以看到这些裂纹其实是非常深的，也就是舌面上看起来不大的裂纹，其实已经裂得很深了。同时还应注意到，中间这张舌头中心是相对凹陷的，舌尖可以看到很密的突起的气胀点，也就是这个病人的舌尖（心肺区域）正在经历来势凶猛的"热毒"。这个热毒很快地消耗阴分并且占据了肝胆的气让肝胆气滞，同时这个病毒或者毒邪停留在了心脏。当这个裂纹涉及舌质的时候，就涉及"脏腑的本"——土性。后面我们会有综合分析的内容，在此先把一个个要素掌握牢。

第三张图的舌头和前面图 2-21 中那个裂土一般的舌头非常像，

它也需要排除舌炎。如果排除舌炎，那么就可能属于"阴虚加血热"的情况。因为它的舌质（土性）也是开裂的，所以病机也跟脏腑有关。舌尖的位置我用红色圈起，这里要比其他地方红，所以病人的心肺（分区以后会提及）火气也不能忽略，也可能是心肺的火气导致舌头迅速开裂，这就要靠动态辨证与问诊证实发病过程来印证自己的判断了。

特殊裂纹的解说——纵形裂纹

纵形裂纹，顾名思义，就是从舌根到舌尖纵向走形的一种裂纹，这种裂纹的位置和我们下文要讲的人体水液循环的"河道"重叠，它正好可以反映我们人体"河道"上水液的多少，水循环的堵塞情况，以及河床情况（这里使用的是人体正面全息投影于舌面的方法）。如果将人体背面全息微缩在整个舌面来做诊断，在中心的纵形裂纹可以用来判断脊柱的情况。

大家知道，裂纹在舌苔还是在舌质、有多深、两边舌苔舌质情况，这些都是需要综合考虑的，并且需要借助后面有关动态分析章节的知识。因此，我们先建立对舌面裂纹的感性认识。

图2-24中的几张图片，都在舌正中出现裂纹——大家需要观察和分辨的是每张舌头裂纹的深浅、舌质的波及程度、纵形裂纹两边的细裂纹，以及裂纹两边舌质的颜色。

目前来说，看得出这几张图的不同，就可以了。

水道的水的多少（水）与水道本身的情况（土）

纵形裂纹展

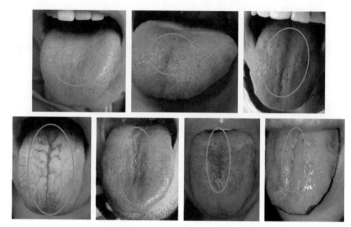

图 2-24　各种裂纹程度代表的"水道"情况

第八节 舌诊小公式之七：干湿度

正常人体内运行的水液，是不会以其"水态"显现在舌面的，而是以"湿气"——前面讲过的"舌苔"的形态体现在舌面。但是，当我们身体出现水代谢异常的时候，舌头上会布上一层像水滑一样的苔，这种苔是透明的，表现为口水样的质地（水态），这是"水滑苔"（如图 2-25）。相反，当身体脱水，舌面干涸的时候，舌象呈现的状态是"舌面干燥"。与前节相似，水滑苔和舌面干燥都代表着人体内的水湿运行状态，都有对应的现实天气情况。

也就是说，舌头和苔面的可见水，在这里是代表舌头干和湿的关键点。这个湿气是特指在"天"的水，与在地面和地上空气水湿（舌苔）相区别。我们可以看到正常舌苔的表面还多出一层水，如图 2-26，就像是正常湿度的地面正下着暴雨一样。**这种水湿是"流动"的水湿，是离开经络身体的水湿，不是静态的。**在辨证过程中，我们一定要注意到二者的差别。我们列举一个正常的水湿舌，以示对比。

干湿如天——苔和苔面的"可见水"

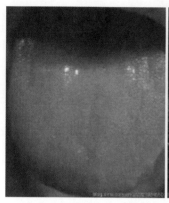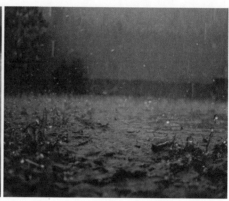

- 舌苔代表地表和云层部分的湿气,当湿气"停聚",就容易形成"可见水",就是我们说的水滑苔。

图 2-25　舌苔和苔面的"水滑苔"

　　正常水湿的舌头,应当是在拍照下出现点状反光的,说明有水湿但没有成为流动的口水,这是正常的水湿情况。如图 2-26,下一个绿圈当中的点状反光就是正常的,上一个绿圈当中可以看到拉丝

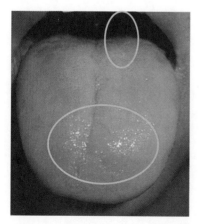

正常水湿舌

正常湿度的舌头,舌面应当有湿润度、拍照时能见到反光之处,但不会流动滴下。水湿增多的表现是有可流动的水。

图 2-26　正常水湿舌

的口水状物，这个位置就是水滑苔或者离经水液（离开循环的水液即离经水液）增多的表现。

图 2-27 是"局部水滑苔"的例子，在舌中前部分是气聚而胀（下一章讲述）的情况下，舌根则有"流动水"。

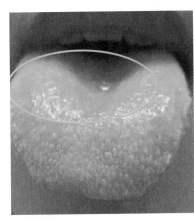

水液在根部停留"下雨"；
舌尖干旱气胀成"草莓"。

图 2-27　局部水滑苔

第九节 舌诊小公式之八：气滞点、红点及斑

气滞点、红点是小公式里最灵活的要素

气滞点最常出现在舌象当中，我们很多时候会忽视他们，尤其是在气滞初期没有凸起、没有红点的时候。我们这一小节，会从气滞点的形成开始讲起，气滞点的后期会涵盖红点的内容，并与"斑"的分析分开阐述。这节最重要的、必须掌握的，就是"气滞点"了。

正常人的舌苔，舌乳头是均匀的分布在舌面上，密度从中心向两侧逐渐减弱，厚度由中心稍厚向两边逐渐变薄，舌两侧边是没有舌苔或者点的（如图2-28）。

许多病人的舌头是没有这一渐变的，很多时候我们并没有注意这一点。**没有渐变，提示人体整体的代谢停滞**。就有点像有分层浓度的水放置在杯子当中，旋转水杯时浓度变成内外均匀渐变状态，当停止旋转后会出现杯中水浑浊不分层的现象。当我们看到这种无渐变苔的舌头的时候，马上要反应出"患者身体内代谢是阻滞的"

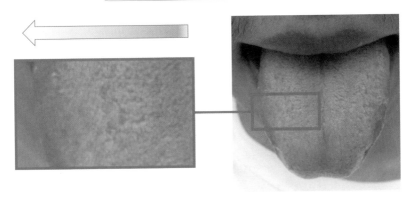

图 2-28　正常苔会向两侧渐变至淡

这个概念。

在气滞刚刚开始的时候（如图 2-29），大家可以看到局部的舌

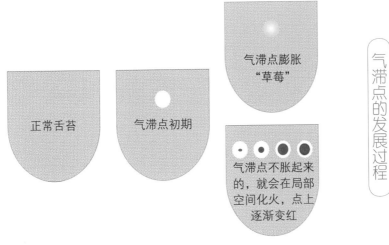

图 2-29　气滞点的发展过程

苔会有一小部分剥苔，而这小部分剥苔并不明显，并且是圆形的、小片状的。**这个时候往往是大家不太重视的时候**，实际上这个地方**已经发生气滞了**。这种情况下，只要是有气滞的地方，我们就需要在头脑里分析"为什么会出现气滞"。如果逻辑上找不到导致身体气滞的原因，那么我们需要询问患者情绪气滞的情况……只要出现了气滞点，则需要我们去做更深入的探寻。

在气滞不断加深的过程中，气滞点会有"膨胀"和"变红"两种改变的可能（如图2-30）。

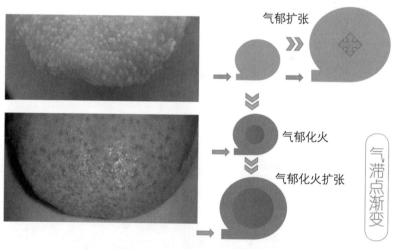

图2-30 气滞点膨胀、变红机理

膨胀的机理：当气在"柔软的区域"发生瘀滞的时候，停留在局部的气会把这个区域内的组织充胀大，像气球一样。

变红的机理：如果在"体积有限、外围组织固限"区域发生气滞，那么在不断加重的过程中也不会肆意膨胀，因此会对这个气产生一定的约束作用。

气滞区域的气不断积聚、压缩之后，局部粒子增多、运动加快，"动能"便会转变为热能——因为它没办法通过体积的膨胀来适应不断增多的气，就只能通过"热量的产生"转化能量——这就是"气有余便是火"的通俗解释和现实事例。

这些气滞点会以它们的聚集方式告诉你气滞的部位和程度。我们要通过舌面的脏腑分区对照气滞点位置来综合分析病情。另外，人体是一个水液气化的动态循环，我们同时要用气化路线的舌诊图来理解气滞点产生的原因（参见后面气机循环分析的章节）。

图 2-31 的舌象中包含了几种气滞点，细心的朋友会发现最下方一个圆圈中间的红色变暗了，这就是"灼阴起瘀"。什么叫作灼阴起瘀呢？假设有一个生的鸡翅放在离火比较远的地方，当你把这个火突然加大到能烧灼到鸡翅的地步，马上又关小，然后又突然加大再关小……反复重复这个动作。刚开始烧一两次的时候，可能并不会觉得鸡翅有什么改变，如果多次反复，鸡翅就会慢慢烤熟，甚至烤焦，但时间可能会比较缓慢。这种烤鸡翅的流程与人们出现咽炎的过程比较相似。有些北方人刚来南方时吃了些热气量高的东西，觉得自己并没有上火，就认为自己体质跟别人不一样，不忌讳上火热气的食物，这和第一、二次给鸡翅烤火（还没熟）是一个道理。如果他

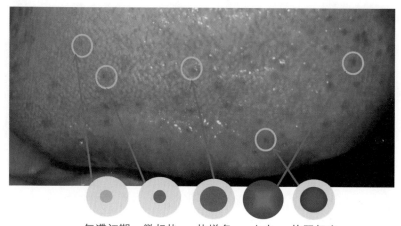

气滞初期　微起热　热增多　上火　灼阴起瘀

图 2-31　气滞点渐变范例

长期去吃上火的东西，或者是熬夜（加重体内阴分的减少，生成内生火气），就会有点像喷火烤鸡翅一样。反复被火灼伤的那个地方就会起瘀点，我们就把它叫作灼阴起瘀。瘀产生的地方，就是火气在局部驻扎的"大本营"，日后就算是本体阳虚了，只要是有点热气经过，瘀处旧火就可以复燃，这就是导致久治不愈反复上火的根源。

灼阴起瘀多见于那些患有慢性咽炎、慢性上火的人；那些虚不受补的人，其舌尖往往也会有这种气滞加瘀点的舌象。

那么问题来了，厚苔也会有气滞点吗？

如图 2-32 所示，把舌苔根部放大看，即使在很腻很腻的苔下面仍可以看到一些红色的凸起，这种突起就是郁热的一种表现。另外，

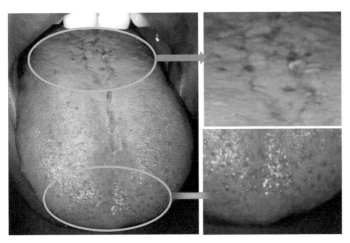

厚苔夹杂气滞点

图 2-32 厚苔下泛出气滞点范例

这种焦黄的舌苔，提示了湿热的存在，也许起源于寒包火，但到现在已经变成了一种湿热焦着的状态。

我们刚刚讲过，所谓"气滞"，就是气因瘀阻而停留在了不该停留的地方，从而产生滞纳。上图苔厚加气滞的病机，有可能是起源于下焦的寒气，寒气包裹下焦的气并且让这一部分气无法与外界沟通，水停而为湿、气停而为滞，下焦越积越多的湿气和火气，渐渐演化成为一种湿热。这种湿热邪气就像混着热气的"大面团"——热难散、湿难离。

当我们临床选择"清热法"来治疗这种湿热的时候，热虽可去，但痰和湿犹在，气滞没除，很快又会在局部起热，持续反复产生湿热。因此，在临床上大多数都是以"清热、祛湿、化痰、理气"四种方法联合运用对症治疗。具体涉及水液循环等内容，在后面章节会提到。大家在了解气滞点的不同特征及发展过程后，通过舌诊，对某些病机的产生和发展就会有相对清醒的认识。

那么，气滞点多在什么地方出现？

我们如果拿水液气化的路线（见后面气机分析相关章节）来观察的话，气滞往往是出现在阻塞病灶的"上游"，也就是说，阻塞区域的"后方"是物质增多、气血瘀滞，"前方"是物质匮乏、气少不畅。所以，我们往往会在阻塞病灶的上游看到气滞的点。由此说明，把握气机运行方向对判断病机非常重要。

气滞点的聚集密度代表着气滞的轻重。气滞点聚集较多的位置成为气滞发生初始部位的可能性就大。

我曾经遇到一个病人，他舌质的裂纹非常严重，但是在裂纹当中又出现了气滞点。大家在图 2-33 中可以看到，在他舌边的裂纹里面可以看到像虫卵一样的气滞点，这种气滞点夹杂在里面像长了什么附生物似的。其实这种表征说明这个病人身体中的"水"流失得太快，因而导致"土地"（舌质）干裂的速度非常快，局部气机来不及运行，从而停聚在一个区域当中——就是说没来得及跑掉的能量，被挤压在一个个小泡里面去了，就像干旱发生太快的小溪，小鱼被卡在干裂的河道里一样。

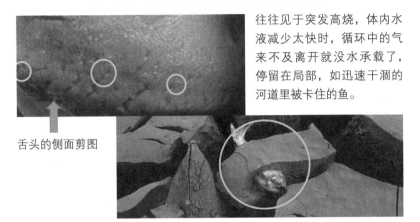

裂纹中的"气滞点"：水少得快

往往见于突发高烧，体内水液减少太快时，循环中的气来不及离开就没水承载了，停留在局部，如迅速干涸的河道里被卡住的鱼。

舌头的侧面剪图

图 2-33　裂纹带气滞点的范例

"斑"并不常见，但分为两种

第一是舌面舌苔斑。舌苔的片状脱落，常见于舌炎，会出现斑片情况。第二是舌质里面的斑，这种斑一般是立体的，代表着内脏情况，应该结合正面内脏全息的定位来推测可能出现的问题。（如图2-34）同时，如果遇见舌质斑，我强烈建议大家看看舌底的情况。

附：舌底情况解析

人体舌头上其实还有一个看"瘀滞"非常好的指标，就是舌底络脉。查看舌底舌象的时候，尽量不要咬舌尖，因为咬舌尖往往会改变静脉的运行或造成局部的充盈。

舌斑——片状的舌诊要素

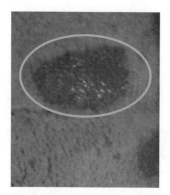

VS

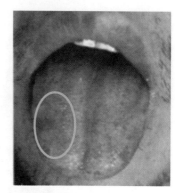

苔斑剥落——局部有热   舌质内紫暗斑——里面有寒

图 2-34 舌面和舌质内的斑

　　大家都知道，我们舌头也算一个器官，它有进来的动脉和出去的静脉。正常情况下，动脉和静脉都隐藏在舌质里面，并不会显现

谈到瘀滞，必须说说舌底络脉

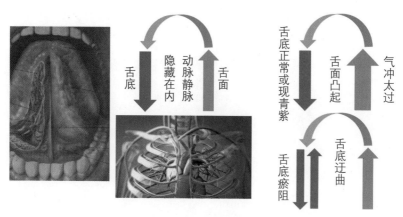

图 2-35 舌底络脉介绍

在外面。所以当舌面上出现了舌质暗斑，就说明舌头里面的静脉已经出现了瘀阻，因此需要看舌底络脉来辅助诊断。

从心脏射血到舌头里面，是经过动脉的，而血液回流到心脏的血脉叫静脉，这个回流正好就在靠近舌底的位置比较明显。如果血液在回流的过程中受到阻碍的话，即回流的静脉压力很高，静脉就会从舌质里面向前后面突起（后面尤其明显），形成我们所看到的舌底静脉瘀区。

当我们火气太过，从心脏泵出来的血液量或者热量很高的时候，我们的舌面可能产生凸起，舌底也会出现一部分的青紫，虽然不会像舌底迂曲静脉那样严重，但是它能暗示瘀滞情况的存在。

我们不要忘记，舌面是阳、舌底是阴，舌底会长出一些赘生物（健康的人是看不到的），会有一些动静脉循环的显现等等，这些都代表着全身"阴气"与"阳气"交合的情况。

气机运行法在舌诊当中相当重要，这是以往舌诊忽略的一环，却是动态辨证、识别病根的重要方法。这里面夹杂各位老师对我的启发，并不是我所创。在此感恩李辛老师，以及已故的郭志辰老师，你们的理论给我的启发很大。

——题记

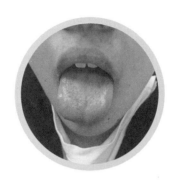

第三章

舌诊气机运行分析法

第一节 "天人合一"的水液循环模型

"外焦"概念的提出

我们生存的地球,有一套完善的水液循环模式——在太阳能量的蒸腾下,地球表面的水经历了从地下水到地面水的转换,地面水蒸发上天,天空成云降雨回归地面的过程,形成一个如环无端的循环。这样完美的"水循环",只要某个环节出错,就会出现干涸、乌云密布无法下雨、地下水、海水倒灌等问题。

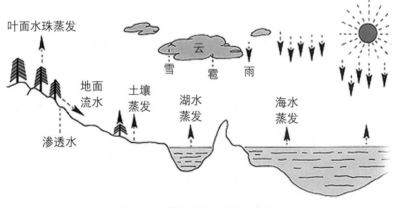

图 3-1 地球表面水循环示意图

"天人合一"观念是中国儒家的哲学思想体系,并由此构成了中华传统文化的主体。图3-1来自互联网,是在阐述我们看不见的水液蒸发和下降为雨的循环。郭志辰老师把人体内水液循环与大自然相比较,发现人体如果只是分为"上、中、下"三焦的时候,只有"水液"的蒸发向上的过程,"回降"过程完全不能在这三焦当中体现。同时在他修行内观时发现人体确实有水液循环下降的通道,这个通道并不在肉身当中,而是在肉身外围,于是一个被称为"外焦"的辨证部位被命名了。本节"天人合一"的水液循环模型,其中的部分思路便来自郭志辰老师的构想。

和地球一样,我们可以看到的水循环就是地面的水循环,看不到的水循环就是天空的水循环,还有一个地下水循环虽然看不到,但也是有形的。地面和天空这两个循环的方向是我们需要分析的,和病机紧密相关。大家还记得前面讲舌苔的时候,提到舌苔就是地面以上的水液循环的表现吗?不记得请往前翻到舌诊小公式,我就不赘言了。

气机循环的方向

上面我们提到了,地面和天空这两个水循环的方向是我们需要分析的,和病机紧密相关。在郭志辰老师模型与圆运动模型结合后,地面的水循环还包括了地底地面物质循环,天空水循环还包括了天空地面物质循环。这里的"地面"就是我们的舌面,我们怎样从一

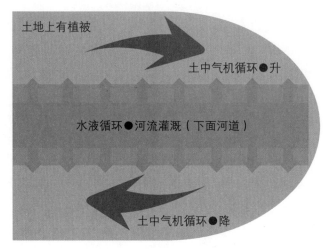

图 3-2　舌"地面水"循环模式

个舌象，捕捉到这么丰富的信息呢？

如图 3-2，地面水循环模式是"有形物质"的循环模式，包含了舌质里面的"土中气机升降"以及舌正中心的河流灌溉（方向从舌根到舌尖的河流）。关于气机升降，前面花了好大的篇幅来跟大家讲述左升右降的思路，其实我想和大家说的是——无论左升右降，还是右升左降，在土性当中一定存在一个物质旋转循环，推动力就是木气（肝阴木、胆阳木的平衡）。

在地面水循环当中，大家一定要注意河流是从舌根到舌尖流动的，因此在综合分析舌象的时候，我们可以通过这个方向，确定病灶的"上下游"，知道气滞的起源和发展方向。这是很自然和简单的事情，你们试试在开着水的水龙头下，用手阻断下冲的水流，会发

生什么事情？水会从你手的两边流下去。在舌面也一样，这个水液
在受到河道上出现的病灶阻断或者部分阻断以后，就会朝两边涌去，
形成两岸的"水灾"——"湿气灾""气滞灾"。我们以后会遇到很
多这种分析，熟能生巧。

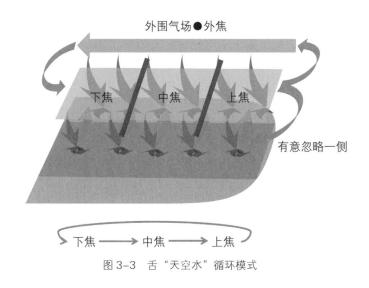

图 3-3　舌"天空水"循环模式

　　如图 3-3，就像我们看不到水如何蒸发为水蒸气、水蒸气如何
上升成云、云如何凝结为水滴下落后变成雨水，而只看得到有形水、
有形雨一样，舌头上表现出来的"有形的过程"就是下焦到中焦再
到上焦的"有形水（河流）"和"无形水（云和湿）"。这些知识点仍
然在"舌诊小公式"当中，如果不记得的话请往前翻。

　　在横截面上，下焦、中焦到上焦的水气化成云、液化成雨是同

步进行的；在纵轴气机运行的大体方向是与河流方向一致的。再一次强调，"方向"很重要，方向决定了我们最终的病机判断。

到了上焦，就从舌尖开始有向外蒸腾的力量，在舌尖形成上焦和"外焦"的交接区域。外焦就真正进入了气液的更高级层次——气场。舌尖的形态和状态，决定了我们人体有形肉身、无形气化和气场的沟通情况好坏。当舌尖部分凹陷或者缩窄的时候，有形部分很难经过舌尖转为气场的能量，人在睡眠（气场气机的出入）上会出现问题；当舌尖出现红色、气滞红点的时候，这里热量太过，转化太过，气场强而实体弱，于是人在实体中出现"上火"、在气场中出现"气滞"的情况。

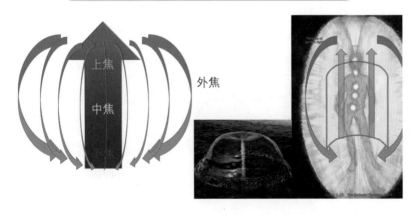

图3-4　人体（舌）外焦立体化

人是站立的，如果把舌头也站立着来看的话，就如图 3-4 所示。像极了普通喷泉（中间图），人体中轴从下焦到上焦蒸腾的力量就是我们的"阳气"，而自然回落的正是我们的"外焦"，回落的地方就是我们的下焦"阴分"。如此形成一个循环，是很美的、逻辑清晰的。

空间医学的辨证就是**"舌高是病，舌低是因"**（在观察舌的过程中，强调了病因的所在）。郭老说，不管什么病、不管病名，只要是舌质前面低的地方，在治疗时就专注让它"高起来"。只有高起来，它的压力减轻了，后边的水和气血才能顺通地流过去，这是窍门。

这个四焦水液循环模型是在过往舌诊当中没有被提及的，郭志辰老师的体系在当时他生活的年代又是过于超前而不被接受的。但我在学习中发现这个理论非常契合临床实际，并和圆运动机理结合在一起，可以方便大家与用药、用针相结合，方便大家去进一步理解每个疾病的病机、发展转归。

第二节 "内—中—外"立体三焦模型

"内—中—外"三焦模型是从李辛老师讲《伤寒论》课程的时候听到的,李辛老师用很简单的模型来阐述人体有形实体的气机——三个"套娃"态的球体,分别从内到外是内焦、中焦与外焦(如图3-5所示)。**"内—中—外"三焦模型的内涵,是物质与能量的张力。**三

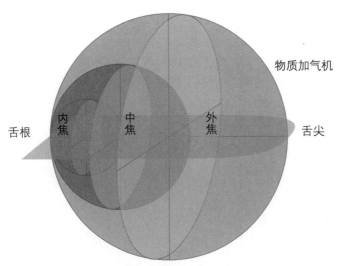

图3-5 立体舌内—中—外三焦示意图

层球的能量传递是由内而外传递的，内层能量的多少会影响到人体寿命的长短。

　　我把内—中—外三焦的理论与舌诊结合在一起，我们可以看到舌诊代表的身体内从内焦到中焦、到外焦的物质、能量转换和张力状态。这个体系，更加具象化我们对病机的认识，因为舌头本身就是立体的、像气球一样的。我们在"舌诊小公式"当中学的"凹凸""大小""气滞点"等等知识都可以应用在这。这里描述一下李辛老师对"内—中—外"三焦模型的讲解：内焦是肝肾，主要是藏能量（向内）并提供能量给外面两焦的（向两旁），它的关键在于"敛藏"；中焦是向内、向外双方向的，给外焦提供能量，给内焦补充能量，它的关键在于"流通性"；外焦是向外的能量，维持我们心肺、免疫力的运行，它的关键在于向外的"能量通透"。如图 3-6，我们

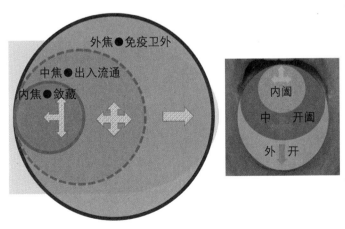

图 3-6　内—中—外三焦能量张力方向

将这个模型放到舌上，就是右边这个立体区域分布。

    临床上可以见到久病患者大多数都是舌面内焦、中焦凹陷人；外感病患者很多外焦膨胀有弹性；肝气郁结的患者大多数两侧中焦、外焦气滞……各种例子大家都可以用"内—中—外"三焦模型来解释。我们可以用这个舌诊方法，反过来重新理解《伤寒论》和温病著作、各大医家的医案等，有利于中医理论的二次学习，也有助于提高临床上的诊断精细度。

第三节 郭辛二模型相结合：
舌诊辨证水平抬升的杠杆

郭志辰老师的"上中下外四焦"模型，告诉我们人体的脏腑功能如何、血液循环如何；李辛老师的"内—中—外"三焦模型告诉我们人体的精血多少、正气亏虚以及邪正相争的位置在哪里。如果将这两种方法统一起来的话，对我们的病情判断会有很大的帮助。从根本看，这两个模型其实是一个模型，只是表述的角度不一样。这两个模型的根本，其实就是一个分析系统，而这个系统将会是舌诊辨证水平抬升的杠杆。

大家可以看到四焦的水液运行的动力是"气化过程"——身体里水变成气再由气转成水的无限循环，如同大自然当中所有的地面可见水和不可见水被蒸发以后，水蒸气在天上凝结成雨，再降下来落回地面的循环过程。这种四焦水液运行的规律，前面图形中描述如同小喷泉，就是一个"单螺旋"，它不是我的独创或首创，这个模型是无处不在的自然规律。大家可以参看磁铁两头的磁场、地球磁场、太阳系运行等等的图示，都符合这样的一个模型形态。

那请问，四焦水液运行环不断运作的动力是什么？这里就是与李辛老师的"内一中一外"三焦模型相结合的地方了。因为"内一中一外三焦"是讲我们人体能量的张力与传递，而人体气化的动力来自于能量推动。

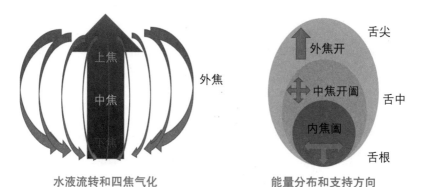

图 3-7　郭氏四焦和李氏三焦本质相同

在李辛老师的三焦模型中，他一直强调"流通性"，说这个模型是动态平衡、流动而怕滞纳的，人体能量传递顺序从内向外，同时每一层能量的传递是进来为主还是出去为主各有不同（内收、中出入、外发）。三焦能量的多少是可以从人的"神"看出来的，李老师直接从望诊就能大概得出患者的病机。而我们退一步的话，用看舌来直观地判断内一中一外三焦能量的情况，也可以大致推出相同的诊断结论。

人体气化的动力来自于能量推动，就像大自然中的水要变成气态，它需要吸收能量才行。那水气化的能量来自于哪里？来自于太阳。而我们人体水液的气化，它的动力则来自于人体本身的能量源，也就是我们的内焦——最中心的能量。内—中—外三焦的能量正如喷泉中心向上推动流水的那股力量，推动着下、中、上、外焦的流通。

所以我把他们两个人的辨证方法放在一起看，大家可以看到其中的因果关系，也就是说，当我们看四焦模型的时候它是一个表象，也就是水变成气，气变成水的这么一个过程；但是当我们看内—中—外三焦模型的时候，我们就看到这个四焦气化变化的动力和缘由是什么。

大家临床多使用这两种动态分析方法，在分析舌头的时候，在脑子里模拟播放一下"这位患者从健康舌头状态到目前舌头情况的发展过程"，相信你们对病机会有更加深入和精细的理解、把握。

古人论述"大而无外，小而无内""万物皆有阴阳"就是"全息"的根本。全息不是张颖清教授"发明"的，而是中国古人的智慧。全息的魅力，就是正也行、反也行，换个角度，更多精彩。

——题记

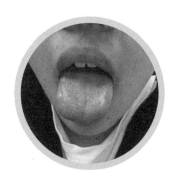

第四章
全息舌诊总论

量子物理学家们已经发现，小到夸克大到宇宙都是同样的运行模式，都同样是由"弦"（振荡）基本组成的。这种"大而无外，小而无内"的思想，和我们古人讲的"万物皆有阴阳"的事物分类方法，都在告诉我们——这个世界的方方面面、大小事物，都有相同的组成方式，并在相同的"大规律"框架下发生着、发展着、生灭着。

全息（Holography）（来自于拉丁词汇，"whole 整体 +drawing 图像化"的复合，意思是"完整的描绘"），特指两个特征细节完全相同但大小不一的物质之间的"缩影关系"。**我们古中医的另一个很重要的观念"取类比象"，这个"象"，其实就是"全息的模式"，也就是刚才讲的相同的"大规律"框架。**然而，生物医学方面引入全息，是在 20 世纪 80 年代。张颖清教授经过大量的观察和实验研究，独立发现了生物体从细胞到整体之间普遍存在的中间结构层次及其内在联系，提出了生物体结构的全息胚学说，创立了全息生物学。其后全世界科学进步，克隆技术、干细胞技术都在不断验证"全息"的理念。但目前的科学，仍然没有办法触及"取类比象"的根本义。

　　"全息""象"在中医学里面很常见，《洛书》中"载九履一，左三右七，二四为肩，六八为足，以五居中"就是八卦之于人身的全息；我们的寸口脉就是人体的微缩全息；针灸学当中的耳针、掌针（董针手掌部位、小六合针法、指掌针诀等）、头针（见朱氏头皮针、方氏头皮针等）、体针（见谭无边天应穴平衡针）等等都是在将身体的某一个部位看成是全身影像的一个"微缩"。这里所说的"针"，都是特指某种针法。

　　舌诊也不例外。但是我在这里希望给大家灌输的（好吧！我说了"灌输"）是全息的多面性——也就是说，在舌头这么小的区域里，你可以用很多种"微缩"方式来判断身体的健康情况，但这并不是所有人都能明白和接受的，如果不接受，大家可以忽略此总论的内容，并不会影响对舌诊的判断。

临床选择全息的要点

舌全息肯定不止这几种模型，期待以后有更多的收录。但是，就是以上的几种全息，也已经让人眼花缭乱。有朋友问我该如何看待多种全息体系，我的回答是"一个体系各用一次"——如同显微镜在使用时从低倍率镜头看到高倍率镜头一样，每一种体系各有优势，但总有最合适的那一种全息法符合某一个病人——这是刚开始接触舌诊全息的朋友的必经之路。

随着时间的推移，看过上百人的舌头以后，或者简单地在百度图片搜"舌象"并小图浏览很多舌头照片以后，你会明白舌头的样子是千变万化的。舌头的多种全息象，就是我们窥看人体的"不同倍率的镜头"，我们用来观察事物的"镜头"不一样就会让我们看到不同的东西：比如同样一片叶子，用相机拍出的是整体照片，用显微镜可以看到细胞壁和呼吸气孔，再用电镜你可以看到线粒体……任意放大和缩小，可以观察整体也可以观察局部，这就是"全息"的真谛。

整体观很重要

在如此多的舌全息象面前，整体观显得尤其重要。我们不能忘记看舌头的初衷是诊断疾病、判断疾病的来由和转归，不能忘记舌头代表的是整个人体的状态。因此，四焦水液运转方向和舌质内圆运动物质运转方向是大根本，它们揭示了动态人体疾病的现况。

如果想知道"为什么得病""患者是怎么发展到目前状况的"，那就需要丰富自己中医内科学方面的知识了。有朋友问我："知道疾病的过去、未来有什么意义？我对治的是当下，辨证的是当下，补虚泻实就好了。"其实不然，"知道过去"让我们明确疾病的根源，可以在治疗后期着重修根；"知道未来"让我们清楚疾病如果不调理的话将往哪儿发展，我们可以在前路做好防御准备。当然，有坚实的中医内科学基础，是必不可少的，这一点中医爱好者们需要努力、安心、虚心去学习。

到目前，我习惯看舌的攻略是：先看位置中正与否（中轴情况）、两边对称与否（升降均匀否）、舌头大小如何（整体气足否）、舌色正常与否（整体血足还是血滞、血瘀），这是对整体状况的把握；然后再使用"ABCD画圈圈找茬儿"的方法（后面有叙述）圈出舌诊要素异常的部分；最后再分析异常部位和整体有什么联系。

人体背面和正面的关系：脊柱相关疾病在舌象上的判断

舌头腹全息和背全息之间互相联系的地方，就是"脊柱相关疾病"。所谓脊柱相关疾病是由于椎周软组织损伤、小关节错位、增生退变及脊柱周围组织的无菌性炎症，刺激和压迫了脊神经、内脏神经所出现的一系列症候群，但发生疾病的脏器或组织均与脊柱相互分离且有各自的功能。（以上定义来自"百度百科"）

《灵枢·本脏篇》曰："视其外应，以知其内脏，则知所病矣。"华佗就明确指出五脏六腑的病变会通过经络传输于脊柱两侧的腧穴上，并通过在这些特异穴位上进行针刺、指压、按揉，就能对五脏六腑进行诊断和治疗。经络学说中的督脉和足太阳膀胱经，均循行于脊背两侧部位。国内外发现先后顺序并不重要，重要的是我们要明白，**脊柱疾病和内脏疾病是相互联系的：内脏疾病可以表现在背部皮肤肌肉供血的改变，脊柱疾病通过神经根的压迫刺激影响内脏导致不适。**

一般来说，内脏疾病导致背部皮肤肌肉供血的改变与脊柱疾病导致的内脏不适在舌象上的表现是不同的。脊柱疾病要出现压迫神经根，脊柱的侧弯、偏离中心的位移是必然出现的，那么在舌上首先出现的是中轴的裂纹、偏离中轴的裂纹、左右舌不等大的情况。因此，我们看到相应舌头改变的时候，第一反应是寻找并优先解除相应椎体的异常，让人处在一个平衡的姿势下，减少躯体四肢不平衡、脊柱问题导致的对应内脏神经根的刺激。因为有这种理念，所以我走访寻学了好几种正骨的方法，其中有些是女医生也可以做的柔式正骨、能量正骨、林氏伤科等，推荐大家也都有选择地掌握一二。

总结

当我们用整体观判别舌象、全息分析病位、动态分析病机情况后，应当对患者的情况有很明确的初步诊断。因为我们这种舌诊方法，可以将疾病的过去和未来、起因和加重因都看得很明白，所以可以和很多治疗方式进行搭配。

在我自己的体系中，郭志辰老师的舌诊模型占有很大比例，后面我将会重点介绍郭志辰老师搭配舌诊进行的开药方法。另外，在我理解的治疗体系中，还有一本薛振声老中医写的《十年一剑全息汤》用药体系可以和舌诊紧密结合。针灸一样是基于辨证来选穴的，因此，无论大家掌握的是哪一套针法，舌诊都会是你们辅助诊断的重要手段之一。

"ABCD 找茬儿法"是简化大家思考步骤的方法，也是我平常描述舌象使用的工具之一，推荐给大家。

——题记

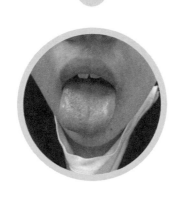

第五章

ABCD 四步辨舌法

（找茬儿法）

当时上微信课以后，有听众朋友反馈说"舌诊小公式很好，但是不知道怎么使用""判断出的问题，都联系不起来""对人体没有全局观念"等等。于是我想出了这个四步辨舌法，帮助大家上道。等用舌诊时间久了，四步法烂熟于心，看舌的时候就能灵活运用、不拘泥于四步了。

第一步：给舌头照片"找茬儿"，圈出你看到的"不对头"的要素；没有圈住的部分，要找不到问题（如图 5-1）。

画圈需要使用手机软件，因为第一步就是拍下清晰的舌象来。这里推荐"美图秀秀"和"Sync Space"，这两个都可以辅助画圈。画圈的目的是先放空自己，像做游戏一样，在舌面寻找奇怪的区域，并"不带分析思维"的圈出来，避免大家一开始被复杂的舌象吓到，产生畏难情绪。在没被圈出来的区域，必须找不到"舌诊小公式"八要素里面的任何异常，第一步才算完成。

教你四步辨舌法第一步——画圈

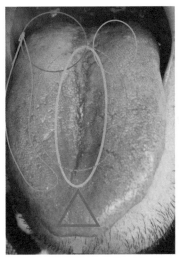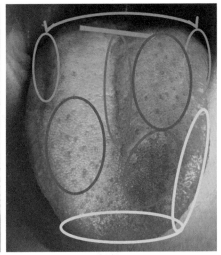

要点：圈出你看到的"不对头"的要素；没有圈住的部分，要找不到问题

图 5-1 四步辨舌法第一步——画圈

第二步：分辨和描述这些圈内异常的地方。

因为在微信课堂上我分析的是图 5-1 左侧的舌头，那么现在书本上，我尝试分析右边的舌头作为案例。具体描述的用词，请参考"舌诊小公式"。图 5-2 案例里的舌头，异常的点非常多，我将圈的不同颜色与描述框的颜色对应，方便大家理解。我们可以看到中间的舌苔裂纹偏移纵轴向右（舌主人的右侧），舌根苔偏腻，舌尖苔少，左边舌苔减少；在舌质上，右侧舌根大于左侧，右侧舌边根部凹陷，可以看到气滞点从上到下逐渐加重。当我们一步步解释清楚每一个

圈圈里的异常点是什么的时候，大家就会对这个舌头主人的身体情况有了一个大体了解。

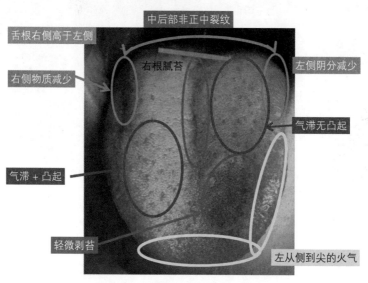

图 5-2　四步辨舌法第二步——描述

　　第三步：套用气机运行分析方法，看圈组合而成的是怎样的"风景"。

　　套用气机运行分析，我们主要联合的是"水液气化的四焦运行"。如图 5-2，我们把前面圈出来、知道具体病机变化的圈圈，放进四焦运行图中。我们主要看天气和地气的变化（参考"舌诊小公式"当中的描述），天气为舌苔四焦循环，地气为舌质左升右降。有了这个方向以后，我们知道了，舌面上气滞的点是被瘀而生、腻苔的点是水漫而湿、中间的裂纹是河道干涸。是不是非常有画面感呢？（如图 5-3）

教你四步辨舌法第三步——风景

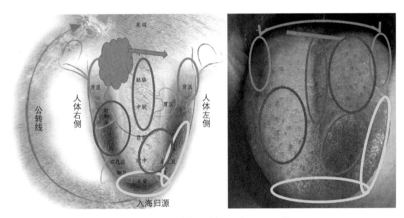

图 5-3　四步辨舌法第三步——风景

第四步：分析病机。问自己几个问题："为什么会形成这样的'风景'？""为什么水湿会这么重？""为什么河道会干涸？"之类；再结合天地循环方向，寻找最可能是"疾病扳机点"的位置。

图 5-4 这个舌头看来最根本的扳机点在于"尾闾区域"推动力的减弱。但是患者本身就存在着腰骶部的旋转移位，所以河道向右摆动，从而左侧区域缺水而干，上升之气缺乏水阴承载而过于阳亢，熏蒸着左侧的肺阴；越往上焦走"河水"愈干涸，火气愈重；右路从舌根开始水湿增多阻碍右降之气，同时因舌尖烈日当空、水分缺乏，故天气无法顺外焦下降，导致上火下湿的状况。

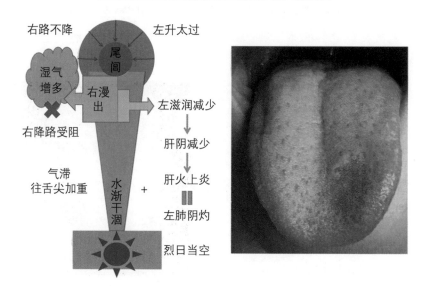

图 5-4　四步辨舌法第四步——机理

我们可以很清楚地看到，"尾闾区域"能量减弱，只是一个诱发因素，更关键的是患者本身的体质和既有的脊柱问题。

补充：看舌底络脉和舌底软组织增生情况

当拿不准右降之路的瘀滞情况时，可以辅以舌底络脉的曲张情况来判断；如果拿不准"左升太过"（肝气上升过多）导致的"心火上炎"持续的时间，可以看看舌底软组织增生的情况，因为舌属火归心。这可以作为大家辨证的辅助。

舌诊清晰的前提下，可以选择各种方式来调整疾病，每个人都有自己熟悉的治疗方法。

——题记

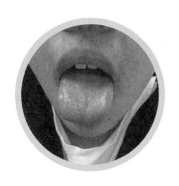

第六章

舌诊和治疗系统的百搭

舌诊本身就有很多种的全息法、辨证法，在舌头经过仔细辨证之后，医生或治疗师面对的就是一个"病机"，而从病机到治疗方案的选择，每个医生或治疗师都有自己熟知的方法。这可以说得很简单，同一个蛋糕（同一个病人）切法（辨证方法）很多，因此吃的方式（治疗方式）也会有很多。中药、外治法门类繁多，只要切中病机，治疗就会立竿见影、覆杯而愈，因此说舌诊与治疗系统之间是"百搭"的。

本书篇幅精简，只求叙述完整的舌诊，并不是完整的中医学教材，因此，舌诊辨证治疗系统当中，我选择性地介绍两种凭舌用药方法：一种是郭志辰老师的空间医学舌诊用药法；一种是薛振声老师的《十年一剑全息汤》分析及用药方法。这两种用药方法，前者每味药都用量极小故不惧毒性，后者方子大而覆盖面广故不惧偏倚。大家就当作这是我随酒赠送的餐后甜点吧。末尾会简介一下舌诊后针灸及外治法的思路，借以抛砖引玉。

第一节 郭志辰老师空间医学舌诊用药法简介

四焦水液代谢模型、舌面体表定位全息、细胞全息舌诊这三个都是郭志辰老师空间医学舌诊里面的内容。在指导用药方面，郭老常用药味不多，药量小，煮药时间极短。他认为"用药之法，气味而已"，气者谓之兵也，柔能破坚但能流转，清能速行，芳香化浊。浓则已滞，滞则不通，于小杯脾胃热饮汗微生而四焦通矣，这其中体现了微观致动的思想——即以小小的力能牵动很大的能量运动。调用药物的"气"，重视药物的"速行而流通"也是郭老用药"药味少、药量小、煎煮时间短"的原因。

在郭老的体系中，治疗需要考虑细胞内外物质与能量的关系、考虑四焦是否通畅、不同区域内能量多寡，故看似简单的方子里面的灵活度也非常大。在选药的时候，他很注意不同空间之间的能量传递出口是否通畅（这是疏通不同区域能量的关键）。郭老善于因势（能量）利导，对于能量高的区域都是靠疏通和引导至能量低的区域而已，并不会单纯地将能量泻走。他自己称这种方法为"能量搬家"。

- 第一，强调"能量出口"
- 第二，提出能量的疏通和增补是用药原则
- 第三，用药量非常少
- 第四，提倡顺势引导能量进行治疗（能量搬家法）
- 第五，煮药时间短

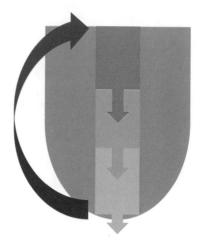

图 6-1　空间医学舌诊用药特点分析

　　选药原则是"能量的疏通和增补"，而在具体选药当中，会细分为细胞全息舌整体用药（如图 6-2 左侧）和凹凸舌能量疏导用药（如图

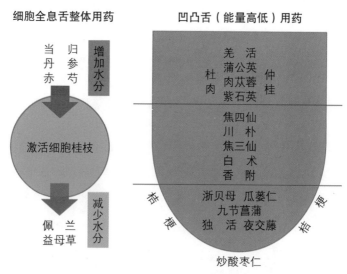

图 6-2　空间医学舌诊用药位置分析（药物分区走向）

6-2右侧）两种。

　　药量不仅小，药物的煎煮时间也非常有讲究。我一开始并没有注意到煎煮时间，后来一位研究空间医学的马来西亚师兄跟我讨论了药物煎煮时间的问题，他说在他仅有的资料里，郭志辰老师提到药物是在水开锅以后放入，快煮2分钟起锅。这种药量小、煎煮时间短的用药方法，让我想起德国和疗医学（Homeopathy）的用药原则，也许二者之间也有相同之处，或可互参。期待大家进一步学习，具体更多细节，请大家关注郭老的《空间医学》系列著作。

第二节　薛振声老师全息汤解析（舌面拆析）

　　第一次接触薛振声老中医的《十年一剑全息汤》这本书是我在大学的时候，当时不明就里，单纯去按照薛老的方法使用"全息汤"加减，证实其有非常好的疗效，并且服用方剂的病人会有我意料之外的好转反应。一直认为，全息汤是人体正中代谢轴上的"万用钥匙"，虽然在临床上我不断寻找诊断、治疗疾病的理论方法，希望通过学习逐渐看透人体病机和生理机制，但是"全息汤"一直在我心中有很重要的位置。

　　全息汤的组成：柴胡 12g，桂枝 10g，白芍 10g，瓜蒌 10g，薤白 10g，枳实 10g，苍术 10g，陈皮 10g，厚朴 10g，白术 10g，茯苓 10g，猪苓 10g，泽泻 12g，生地 10g，丹皮 10g，甘草 10g，生姜 10g，大枣 10g。

　　上述组合看起来并不复杂，但在临床上却花费了薛振声 20 多年时间。薛老强调，运用以**"整体辨证＋传统辨证"**为特点的全息汤加减进行治疗，比前半生单纯运用传统辨证提高疗效 20%~30%，临床把握性大大增强，尤其是药物的副作用大大降低。现在回头看这个方子，发现全息汤正是打通了身体各个部位的"能量出口"，涵盖了三焦、气血、五行等平衡内容在里面。全息汤药物组成分析如图 6-3 所示。

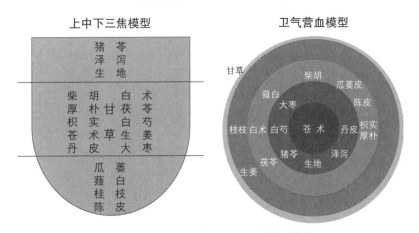

图6-3 全息汤药物分区和卫气营血模型

我们发现，全息汤在舌诊上也大有用处，所用之药补中流通，和前面郭老的用药原则暗合。如果在任何疾病面前，使用全息汤加减，药物不怕走偏，整方更加柔和保险。在治疗慢性病、复杂病方面，只要辨证清楚，在此方的基础上加减相关药物会更安全而有效。如果是面对急性病证，辨证后在全息汤的基础上多加几味对证走经的药物即可。我们也可以根据舌诊来确定组方，如图 6-3，判断疾病主要病位在上、中、下焦之一，病源在卫气营血的哪一层，疾病发展趋势和用药方向是从内向外还是从外向内，待判断准确后再选择组合，用法非常灵活，并非"一方不变治万病"的呆板。

第三节　基于舌诊的针灸及外治法选方思路

（重要的外治疗法简介与推荐）

舌诊只是四诊之一望诊里面的部分内容。前面我们明确了，舌诊可以发现疾病的扳机点，脊柱肌肉筋膜的情况，疾病的卫气营血层次（卫气对应胞外舌苔，营血对应胞内舌质）。那么我们可以通过针灸和其他外治法（如正骨、信息、能量疗法等）来调节舌诊发现的这些问题吗？答案是可以的。

针灸及其他外治法可以调节人体的哪些层次？

首先是"针灸"。针灸方法论有很多，最根本的依然是《黄帝内经·灵枢》，以《灵枢》理论为基础的**祝华英道长的针法**是最为系统的。以《灵枢》为根基的针法还有雅克·仁表所著的《**古典针灸入门**》，这套体系以西方人的思维、简洁成表的方式阐述了《灵枢》针法。《灵枢》针法系统，是当代《针灸学》的灵魂，阐述了人是如何通过穴位（能量漩涡）与宇宙、大自然沟通的——里面总结出来五输穴治疗天地人五行之间的不平衡、八脉交会穴治疗八脉体系与十二经络体系之间的不平衡、俞幕穴治疗脊柱脏腑疾病。

　　谭无边天应穴平衡针法当中的"局部平衡（Local balance）"选穴法中强调"针灸讲究的是经络辨证"，用症状覆盖的经络来进行推演，获得下一步针刺的思路。而在其"总体平衡（Global balance）"，可以通过四肢选穴形成气血相生的回环，从而调节许多内外科疾病。在这个点，我们可以通过内科辨证思路，利用舌诊来判断疾病层次进行治疗。

　　正骨也有很多的流派，但目的都是一致的——调节"骨错缝、筋出槽"，让卡压住的能量重新流通。但治疗过程不一样：法国Régis Blin 老师教授的"能量正骨（三维卦）"是使用治疗师的双手作为导线连接能量平衡的方法；台湾林两传老师是在深刻悟道手感敏锐的前提下总结出的正骨方法，基本操作可以用当下流行的"筋膜链"来解释，但探知病灶的手非常敏感、治疗手法非常轻柔；山东黄晓晨老师的柔式正骨法早几年还在传授，他是使用巧劲借力对错缝的骨关节行使"先开后合"的手法调节，"注意调整过程中不让患者疼痛"是他的理念。还有许多种正骨的方法，在此不一一提及。

　　信息疗法当中可以与舌诊相结合的是**王野野师父的"五色贴"疗法**。通过辨证之后，使用五种颜色的胶布，在肚脐周围布成五行后天八卦治疗阵，对很多疾病都有立竿见影的效果。舌诊和五色贴的结合，我一直在实践。具体的原理，留给大家追寻老师学习吧。

　　能量治疗是基于对能量（Energy）、气（Qi）、生命力（Vital force）进行调节的治疗方法，比如般尼克（Pranic healing）和灵气疗法（Reiki）等。这些被很多人认为是"神叨叨"的治疗方法，只要辨证准确、用对层次，都能有很好的疗效。郭志辰老师一直在强调细胞内外物质能量的转换平衡，这个能量和"能量治疗"名字里的"能量"意义等同。"人体在不断和外界进行能量的沟通"，"穴位都是大小不等的能量漩涡"，这两句话前面的章节都能找到，如果能够理解，那么能量治疗并不神秘。

　　仍然有很多我没有接触过的治疗方法是读者们熟悉的，大家不妨用舌诊的诊断来结合熟悉的治疗方法，观察疗效，反过来印证舌诊的准确性。

在临床积累的过程中，我使用的是之前熟知的许跃远老师象脉学、赵文魁温病脉学以及一部分金伟老师的脉法等内容记录案例。感恩这份记录，让我今天能拿出来给大家分享舌、脉、病之间的联系，作为大家验证、学习、复习的第一手资料。希望以后有更多的人会这样记录，不断丰富舌脉证关系的实例，一起进步。

——题记

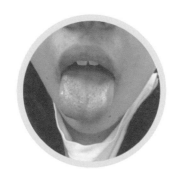

第七章

临床舌脉对照案例

　　这一章以图片为主，主要内容是我临床上总结的病人初诊时的"舌脉证对照"。在看图过程中，大家应当努力思考左边舌象，如果让你来 ABCD 找茬儿并动态分析的话，会推断出哪些可能的疾病？并与真实患者所述进行对比。一可验证前面我絮叨的理念是否正确，二可锻炼大家的实战能力。

　　配图当中我主动加上了脉诊信息，因为有些脉中的病症信息会远远大于"患者主诉"，同时，在脉上可以完美地显现患者身体情况。懂脉学的朋友也可以这样做，积累很多病例之后也可以进行总结，提高舌诊精准度。这个脉图是我在许跃远老师象脉学班上学到的，但是在绘制过程中，我也有考虑并清晰标出患者每个脏腑的气血阴阳，脉的左右位移、浮沉层次以及脉管周围软组织的变化，没有直接推断出疾病名称，有些地方我甚至不太明白标出来的细节有什么深意——这是以后提升的空间。如果空出来，说明这个部分大致正常或者当时我认为没有特殊需要记录的地方。另外，当下我在跟李树森老师学习长桑君脉法，这门脉法的"脉图"丰富，背后的内涵相当深厚，以后等恩师的书出版后大家可以追着学习。

　　在这里，我解释一下当初我绘制脉图的方法和原则，辅助大家阅读理解。

脉图是按照左右手寸关尺、基本还原真实的手下感觉记录，在脏腑象上面沿用的是许跃远老师的象脉学脏腑分布（遵照左右侧身体解剖位置，左关为胃，右关为肝）；浮沉、脉上面的软组织紧滑、三部脉浮取沉取出现不同脉等内容，均按照出现位置标示。所绘制脉图，除了特别明显的象，如结石、囊肿、血管瘤（我自己的手感限制）已标出之外，其他基本按照脉的原有形态绘制（学习许跃远老师脉诊的朋友请先看老师的大作《象脉学》）。

人体是一个复杂的系统，"人从来不会按照书本生病"，如果可以的话，我希望各位读者能够读透《中医内科学》这本教科书。什么叫"读透"？就是把每一个病名都读成动态的，不要死记硬背每一个症候分形，而是要通过症候分形的"串联"去明白和理解一个病症的发生、发展过程。记得大学后期我自己对照人民卫生出版社的《中医内科学》教材，用这种思路整理了图画笔记后，合上书本，真正认真地、尊敬地看了一下前页的编委老中医们的名字——这本教材不简单，除了应付考试外，我真心希望每一位中医学子能够重读、活读这本教材。这样，当大家看到舌头、脉象的时候，就会用发展的眼光看病症了。这话题有点"漂移"了，咱们回到舌脉证对照读图时间吧！

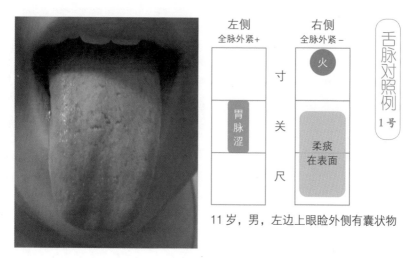

图 7-1　读图提示：瘦小舌，中后区偏腻＋细裂纹，右侧气滞点，舌尖红。

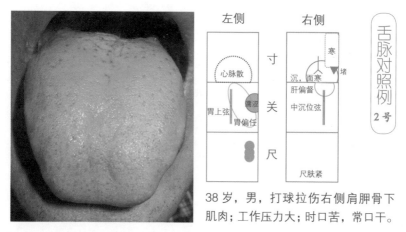

图 7-2　读图提示：根腻＋苔裂纹＋气滞红点，齿痕两边不对称，舌前部气滞红点＋凹陷。

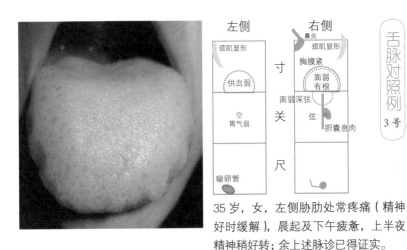

左侧　　　　右侧

鼻炎

颈肌显形　　　　　颈肌显形

胸膜紧

供血弱　　　寸　　面弱有根

　　　　　　　　面弱深弦

空　　　　关　　弦

胃气弱　　　　　　胆囊息肉

　　　　　　尺

输卵管

舌脉对照例 3号

35岁，女，左侧胁肋处常疼痛（精神好时缓解），晨起及下午疲惫，上半夜精神稍好转；余上述脉诊已得证实。

图7-3　读图提示：左右大小不一，齿痕，右气滞点升至尖，前区不规则裂纹，舌根凹陷稍腻。

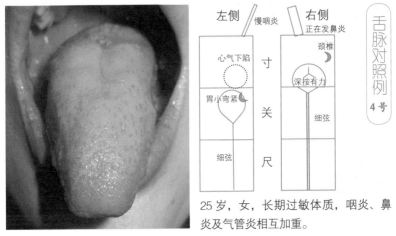

左侧　　　　右侧

慢咽炎　　　正在发鼻炎

心气下陷　　　寸　　颈椎

　　　　　　　　深按有力

胃小弯紧　　关　　细弦

　　　　　　尺

细弦

舌脉对照例 4号

25岁，女，长期过敏体质，咽炎、鼻炎及气管炎相互加重。

图7-4　读图提示：瘦小舌，前火根黄腻，根中心裂纹，注意气滞点变化。

119

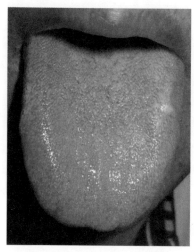

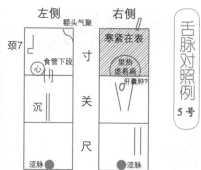

左侧　右侧

额头气聚

颈7

食管下段

寒紧在表

里热虚易痛

肝囊肿？

心

寸

关

尺

沉

涩脉　涩脉

舌脉对照例 5 号

58 岁，男，近日受寒后咳嗽，咳黄色痰，其后看中医服用 3 剂药物后咳嗽痰少，目前仍有黄色粘痰。

图 7-5　读图提示：舌苔没有渐变，右边凸起并稍暗，左边涎线，舌面微凹下，舌尖气滞点带瘀滞，舌根中心微腐腻。

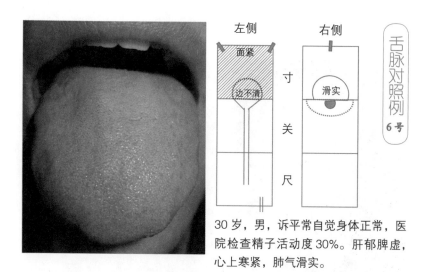

左侧　右侧

面紧

边不清

滑实

寸

关

尺

舌脉对照例 6 号

30 岁，男，诉平常自觉身体正常，医院检查精子活动度 30%。肝郁脾虚，心上寒紧，肺气滑实。

图 7-6　读图提示：中凸起两边凹，左右齿痕不一，气滞点左右不一，舌尖突出，中部横向细裂纹。

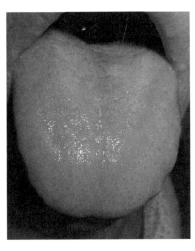
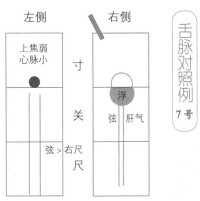

左侧　右侧

寸

上焦弱
心脉小

浮

关

弦　肝气

弦＞右尺

尺

32 岁，男，肝区偶尔疼痛，闷感，容易发火，精神较差；胃口较差。容易出汗，大便偏稀，无明显偏臭感；常饮啤酒。

图 7-7　读图提示：偏大舌，无舌苔渐变，津足，根湿黄＋气滞，中后区中心不规则裂纹，前苔减少，从左侧气滞点向上火起炎至舌尖。

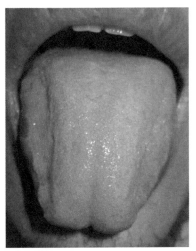
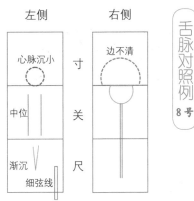

左侧　右侧

寸

心脉沉小

边不清

中位

关

渐沉

尺

细弦线

27 岁，男，近期出现夜间 11 点突发头痛，3 点好转，发作时有刺痛感及胀感。同时期出现行走时心肺不适。双腋下类似汗斑。

图 7-8　读图提示：中凸两边凹舌，舌苔无渐变，根腻横苔裂纹，前纵行裂纹，舌尖 ω 形，气滞点两边均有。

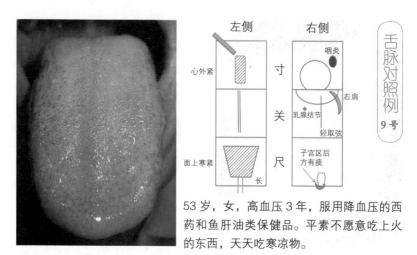

图 7-9　读图提示：瘦小舌，舌前段稍宽，湿气、气滞夹杂其中，前端稍凹。

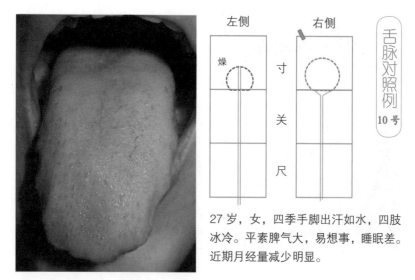

图 7-10　读图提示：瘦小舌，舌偏，中不规则裂纹＋稍腻，右边气滞加火炎至舌尖，舌根腻凹。

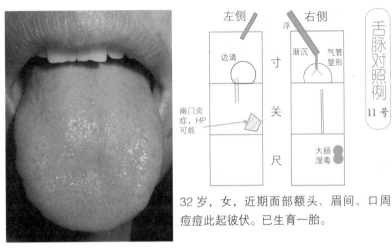

图 7-11 读图提示：偏薄舌，中前方凹陷＋暗，后方中凸边底稍腻，气滞点暗藏其中。

32 岁，女，近期面部额头、眉间、口周痘痘此起彼伏。已生育一胎。

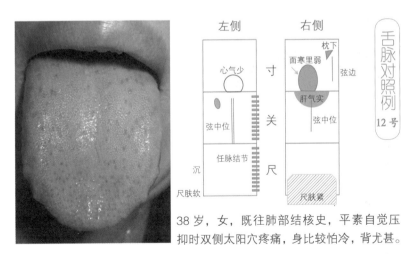

图 7-12 读图提示：舌薄，气滞点多，舌尖凹陷，津液尚足，中后方纵细裂纹微湿。

38 岁，女，既往肺部结核史，平素自觉压抑时双侧太阳穴疼痛，身比较怕冷，背尤甚。

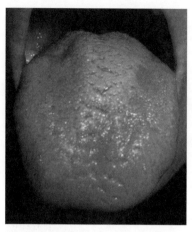

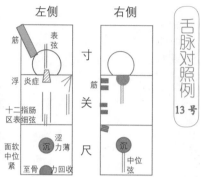

舌脉对照例 13号

50 岁，女，平常自觉累，早上运动、下午 5 点运动时自觉心慌明显，吃东西后好转。自觉眼开始模糊，有月经，量正常。

图 7-13　读图提示：前段薄苔镜面横向舌质裂纹，后面腻苔微黄舌苔裂纹，注意气滞点和右根部的凹陷。

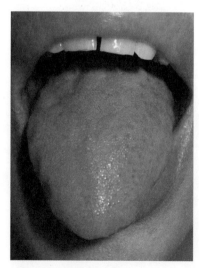

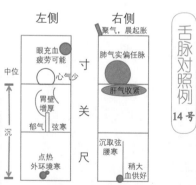

舌脉对照例 14号

50 岁，女，2007 年胆囊结石手术，子宫肌瘤 3 个，大小不一。平素易焦虑生气。睡眠差，子丑时难入睡。

图 7-14　读图提示：左右大小不一，左右形态不一。

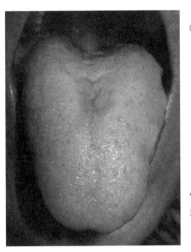
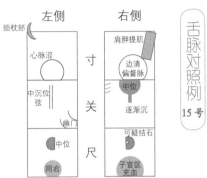

44 岁，女，平素精神差，常喝咖啡，运动耐量差。既往子宫肌瘤 2 个。余见脉。

图 7-15　读图提示：偏小舌，根凹陷腻苔带黄，腻苔前方暗凹区裂纹，裂纹前方干涸、细多向浅裂纹，左右气滞点带火，舌尖 ω 形。

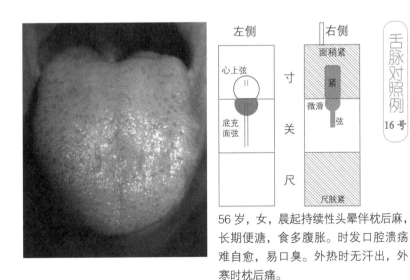

56 岁，女，晨起持续性头晕伴枕后麻，长期便溏，食多腹胀。时发口腔溃疡难自愈，易口臭。外热时无汗出，外寒时枕后痛。

图 7-16　读图提示：中前端凹陷区域内黄腻苔，凹陷前方纵行裂纹、后方延伸黄腻感，气滞点左右均有延伸至舌尖。

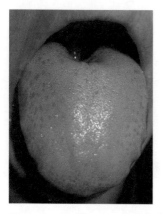
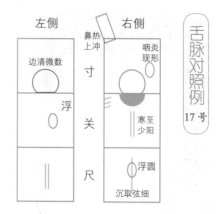

图 7-17　38岁，女，外出寒流侵袭，未服药，初起觉面发热，发烧无汗，发热2天后烧退，自觉鼻子哄热，伴眉棱骨酸痛，其后一日开始鼻塞。目前仍有头痛，晨起咳嗽有痰，痰干稍黄，口不算渴，口不苦，大便正常，无腹胀。

读图提示：根凹，尖火＋气滞＋瘀血，右边局部气滞带火，左侧气滞未带火，中心苔不平、中后细裂纹。

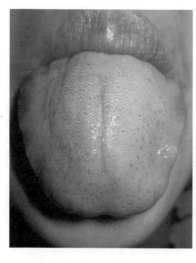
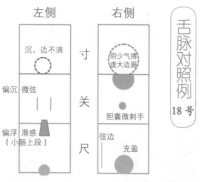

29岁，女，断乳已3月余。断奶后出现面部日光性皮炎，面部好转后出现身上游走性荨麻疹。现唇周疱疹嘴唇溃疡并口角开裂。平素稍有口干，自觉洗澡后阴部偶发痒。

图 7-18　读图提示：中凸边凹，中心纵形裂纹，齿痕，左边气滞点多于右边延至舌尖，舌尖凹陷成 ω 形状。

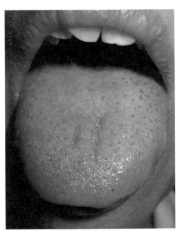
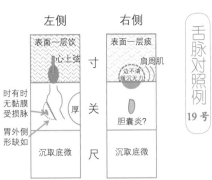

46 岁，女，从小睡眠不好，失眠多梦，睡眠差，偶尔出现晨起头痛伴四肢末端水肿。白天精神不好，血压偶尔过低，胸透示心脏较小。

图 7-19 读图提示：内硬感，中前端两条纵行裂纹，气滞点漫布、形态各异，裂纹后方腻苔 + 气滞，前端气滞化火。

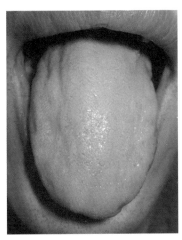
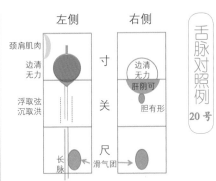

27 岁，男，诉腹部剑突下偏右侧隐痛，按压痛，常夜间疼醒后饮水即好。B 超示脂肪肝、胆囊息肉。

图 7-20 读图提示：偏小舌，中凸边凹，中前端不规则细裂纹，舌尖突出，注意气滞点。

推荐书目

（私人推荐，不分先后）

舌诊理解：

曹炳章（1878~1956）著《彩图辨舌指南》

张之文、刘碧清著《温病舌诊图谱（第2版）》

郭志辰（1943~2011）著《郭氏舌诊与用药》

脉诊理解：

许跃远著《象脉学》

齐向华著《系统辨证脉学》

能量理解：

芭芭拉·布兰能（Barbara Brennen）著《光之手》

林成华（Régis Blin）著《人体三维卦》

病机理解：

李辛著《儿童健康讲记：一个中医眼中的儿童健康、心理与教育》

郭志辰（1943~2011）著《空间医学》《一言本草》

仁表著，徐雅蓉等译《古典针灸入门》

陈士铎著《陈士铎医学全书》

周仲瑛等编《高等中医药院校教学参考丛书：中医内科学（第2版）》

结束语

尽管开头前言写得非常正式，但整本书读下来，肯定很多读者发现原来小熊医生是位脑洞很大且并不严肃的人。因为微信课的效率不高，做成公众号后能完整阅读并实践的人寥寥，所以我决定以简单的话语将舌诊写清楚，成为一本小书，让人能一日读完，随时翻看。

因为不同年代的天气、地理、社会、人文、疫情都不一样，必然每个时期都会有一个"最有效"的治疗方式，以及"最接近"疾病病机的理论模型，所以，每一个流派都带有自己流派起源时"年代的印记"。虽然按照某一流派一门深入，也可以针对某一部分病人达到临床非常好的疗效，但我们也只是懂得了能够"自洽（自圆其说）"的中医观。当然，对于有流派的朋友来说，这本舌诊可以辅助大家更加深入地明白自己流派对人身的理解。在这本书当中，我添加了许多讲课容易漏掉的、讲不清楚的知识点，在后段加入了"全息"解说，以及临床舌脉证对应的案例。希冀各位读者真正能用上本书的内容于临床，并能透过舌诊，切入脉诊的学习，从而对病人的病机、病程有更全面的认知。

我喜欢学习各位老师们的思路，喜欢在知识海洋的沙滩上跟在大师后面捡拾掉下来的贝壳。但是我并不是一个有门派的人，也并不是一个能在"江湖"上好好活下来的"剑客"，与此相比，我更期待自己能做一位简单的医生——这也是本书开始写作时的动机。写书之意，并不在于争学问上的对与错，因为本来认知就不存在对错，而是意在将自己当下有限的"见地"拿出来，作为大家提升认知的垫脚石，同时，我自己的"认知"也会得到不断地提升。

在中医观上，我更喜欢通过流派之间的比对来达到更加接近"真理"的境地，好比"用两条线来确定一个点"。通过学习许多流派内容，我绘出了模糊的"真理"轮廓。然后，因缘具足地遇见了"长桑君脉法"的李树森老师。在李老师的关照下，我逐渐学习和理解他睿智而深厚的人体观、宇宙观（这些观念不仅符合我模糊的"真理轮廓"，甚至能解释和描绘勾勒真理的细节）……我逐渐醒悟到，李树森老师的脉法体系是目前最接近真理的"流派"。感恩所有的机缘都在促成我思维的成熟，让我在对的时间，遇见对的事情。

于是我就在这个对的机缘和发心下，写下了这本书。有关舌诊，我希望将我所有知道的内容，都交付与大家。当下 2017 年，已经有很多人开始不断地引用我在金华佗讲座的 ppt 进行舌诊知识的传播，与此同时，越来越多以往郭老的弟子们出来讲授空间医学及用药，我非常兴奋和受鼓舞，更希望不断有人学习和义务传播，不断地深挖舌诊的临床总结，舌诊这个学科才能充满活力。而有关脉诊，我希望读者们和我一起，对"长桑君脉学"满怀期待。

　　也许5~10年后，中医对人体的认知就不再是黑匣子了，而这，还要靠广大中医爱好者、中医学子、在临床前线的中医工作者们一起努力才能达到。

　　祝吉祥安康！

熊旻利敬上

写于安徽平源堂整合医学中心

2017 年 1 月